韩国微整形系列丛书（二）

埋线提升与抗衰老操作手册

原　著：（韩）　申汶锡
主　译：张陈文　孙玮骏
副主译：曹思佳　黄媛媛
　　　　郑晋东　冯　宇

辽宁科学技术出版社
·沈阳·

图书在版编目（CIP）数据

埋线提升与抗衰老操作手册／（韩）申汶锡原著；
张陈文，孙玮骏主译. —沈阳：辽宁科学技术出版社，
2015.8（2016.2重印）
（韩国微整形系列丛书）
ISBN 978-7-5381-9292-6

Ⅰ．①埋…　Ⅱ．①申…　②张…　③孙…　Ⅲ．①
美容—埋线疗法—手册②抗衰老—手册　Ⅳ．①R244.8-
62　②R339.3-62

中国版本图书馆CIP数据核字（2015）第144680号

出版发行：辽宁科学技术出版社
　　　　　（地址：沈阳市和平区十一纬路29号　邮编：110003）
印　刷　者：辽宁新华印务有限公司
经　销　者：各地新华书店
幅面尺寸：210mm×285mm
印　　　张：11
插　　　页：4
字　　　数：200千字
出版时间：2015年8月第1版
印刷时间：2016年2月第2次印刷
责任编辑：凌　敏
封面设计：魔杰设计
版式设计：袁　舒
责任校对：唐丽萍

书　　　号：ISBN 978-7-5381-9292-6
定　　　价：138.00元

投稿热线：024-23284363
邮购热线：024-23284502
邮　　箱：lingmin19@163.com

编著者名单

丛书主译　曹思佳　张陈文　孙玮骏

原　　著　（韩）申汶锡

主　　审　于　江　袁进东

主　　译　张陈文　原广州中山大学《家庭医生》整形美容医院

　　　　　　　　　武汉韩辰整形美容医院

　　　　　　　　　昆明韩辰整形美容医院

　　　　　孙玮骏　北京美奥整形美容医院

副 主 译　曹思佳　大连新华美天医疗美容医院

　　　　　　　　　深圳贝漾美天医疗美容医院

　　　　　黄媛媛　武汉艺星整形美容医院

　　　　　郑晋东　无锡万春医疗美容门诊部

　　　　　冯　宇　太原华美整形美容医院

秘　　书　赵海星　广州中山大学《家庭医生》整形美容医院

　　　　　朱洙玉　大连艺星整形美容医院

　　　　　李　露　武汉九美医疗美容门诊部

前言

　　使用 PDO 可吸收溶解线可使人恢复年轻的容貌。不可吸收的聚丙烯缝合线（Nonabsorbable Polypropylene Surgical Suture）对于皮肤松弛及皱纹的治疗方法，已在整形外科领域的临床上使用超过 10 年，但在此，我们要介绍的不是聚丙烯，而是含 PDO 成分的可吸收溶解线，这种溶解线可让人的皮肤获得紧致及拉提之后的年轻容貌的效果。

　　一般来说，为了祛除颜面部、下巴及脖子的皱纹，可使用如颜面部整形美容外科手术、定期填充注射玻尿酸、注射 A 型肉毒素、皮肤激光射频技术等方法。但是，近年来随着社会的发展和科学技术的不断进步，求美者的要求也日益增高，传统的手术方法和单一的玻尿酸填充及 A 型肉毒素的注射并不能满足或最大限度地改善求美者的容貌。故而，使用 PDO 可吸收溶解线可以最大限度地改善皮肤松弛及皱纹状况，而不像以往需要动刀，相对来说较为简便，并且不会造成日常生活的不便，因此受到世人的瞩目。

　　我们以前在手术时所埋入的线，其单位都非常长，且无延展性，缺乏弹性，所以无法很好地分布到胶原纤维组织间隙内，因此术后无法展现各种表情，同时表情非常不自然。

　　因此，研发者试图利用一种材料促进细胞的生长附着，借以应用在皮肤美容科、整形美容外科及外伤等治疗领域上。所以研发者一直在努力研究，结果发现，以聚左旋乳酸所制成的线相互交错，对人体无害，在线凸起及凹陷处生成的细胞显著增加。所以，此技术值得推广。

欢迎读者加入《韩国微整形系列丛书》

读者交流群 QQ: 194126423

微信：

译者序

　　近年来，随着国家的富强及社会经济不断的攀升，人民的生活水平也逐渐提高，消费者不再满足于衣、食、住、行，而更多地注重自身的健康及容貌问题，所以这就促进了我国医疗美容行业高速健康地发展。

　　在 2014 年，首次与曹思佳医生一起译著的韩国微整形系列丛书（一）——《玻尿酸注射手册》一书出版后，受到了国内广大同行朋友们的一致好评，从此也有信心译著出更多、更好的著作与国内的同行们分享。

　　纵观国内微整形专著，目前还没有一本非常详实而通俗易懂的 PDO 线及 PRP 操作的专著，借此邀请国内几位同道专家一起译著此书，希望这套实用的操作技术能使广大同行医生们从中受益，获得更大的帮助。

　　本书包括了皮肤老化、水光注射、射频、电波拉皮、极限音波拉皮、PDO 线提升术、Misko 埋线隆鼻技术、PRP 注射技术及自体脂肪干细胞注射技术共 9 个章节，内容由浅入深，图文并茂，全面重点阐述了 PDO 线与 PRP 的操作使用新方法以及并发症的防治与处理。本书译者都是国内长期从事临床一线的工作医生，所以本书更加注重于实用性。由于工作繁忙，时间紧迫，书中错误之处在所难免，望广大同行及读者朋友们斧正，以便再版时修正、补充完善。

张陈文
2015 年 3 月 8 日于广州

原著

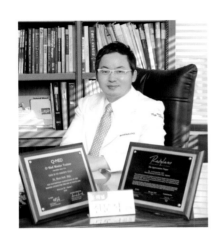

｜（韩）申汶锡

韩国微整形先驱，皮肤科医学博士，韩国首尔魔镜整形外科医院院长，上海首尔丽格整形美容医院院长，兼任大韩干细胞协会会长，PRP 细胞治疗研究院会长等众多社会要职。著作有《玻尿酸注射手册》《PDO 线操作手册》《肉毒素注射手册》《PRP 注射手册》《微整形并发症诊治手册》等多部畅销专著。

◎ 技术交流：🐧：pruritus

丛书主译 / 本册主译

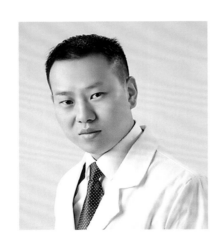

｜张陈文

整形美容外科主治医师，毕业于同济医科大学临床医学系，从事整形美容外科专业 10 余年，发表专业医学论文 20 余篇。主攻方向：非手术年轻化及抗衰老。在国内最早一批引进韩国午间生物除皱技术，台湾 4D 逆龄线注射拉皮，BOTOX 液态注射提升术、Sculptra 注射技术、自体脂肪一体化移植及各种型号 PDO 线提升等新技术方法、成功打造出上万例精致漂亮的整形美容案例。

◎ 擅长：非手术面部年轻化、艺术面雕、体雕、自体脂肪一体化移植。

◎ 技术交流：🐧：53954960；💬：doczcw

本册主译

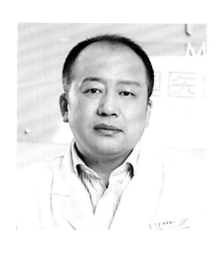

▎孙玮骏

　　整形美容外科主任医师，从事医疗美容专业 20 余年，北京首批医疗美容主诊医师，北京美奥整形医院创始人。国际童颜专家、"微美塑" PLA 线雕技术研发者，韩国童颜针 Aesthefill 技术顾问及全球讲师。国内最早开展注射美容、线雕提升及童颜针抗衰注射的美容专家。

◎擅长：注射微整形、面部线雕提升、童颜针抗衰、自体脂肪移植等。

◎技术交流 QQ：1696868578

丛书主译

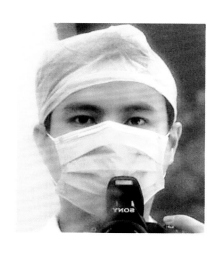

▎曹思佳

　　毕业于桂林医学院（本科）与大连医科大学（硕士），26 岁研究生在读期间即协助导师于江教授参与《医学美容造型艺术》等 4 部医学教材的编写，于 29 岁完成第一部专著《微整形注射美容》，几乎成为微整形界人手一册的参考教材，主译韩国微整形系列丛书（一）——《玻尿酸注射手册》。另主编《微整形注射并发症》一书，将于 2015 年 10 月出版。致力于手术与艺术的结合，追求微创、无痕、艺术、绿色、原生态，开发出"贝塞尔曲线"无痕切开重睑术等新术式，并探索用中医的辨证法来指导西医手术的全新思维模式，成功地将多项手术加以改良与创新。主编《微整形注射并发症》。

◎擅长：重睑修复、微整形注射。

◎技术交流：👤 719607688；📧：sintatakato

目录

皮肤老化

■ 概述

　　所谓皮肤老化是由自然因素或非自然因素造成的皮肤衰老现象。人自从出生后皮肤组织逐渐发达，各器官组织功能发育逐渐完善，当成年后到达一定年龄就会开始退化，这种退化往往是在不知不觉中慢慢发生的。皮肤组织的成长期一般在 25 岁左右停止，有人称此期为"皮肤的拐角期"，从此以后皮肤的生长与老化同时进行，皮下的胶原蛋白及水分不断地流失导致皮肤的弹性降低，40 ~ 50 岁后，皮肤的老化程度慢慢显现，但老化程度的轻重因人的种族、遗传基因、生长工作环境、疾病、运动、使用药物和保养情况等的不同而有所差异。

■ 皮肤老化的症状及原因

　　面部皮肤老化的一个特征就是出现较深的皱纹及皮下软组织容积量的缺失，皮肤真皮层变薄，皮肤及皮下软组织缺乏弹性，软组织脂肪垫萎缩，牙齿支撑力度缺失，颌面骨骼退化（图 1-1、图 1-2）。

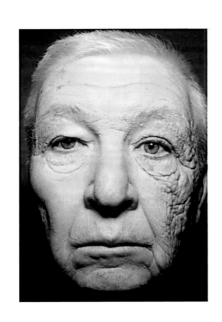

图 1-1　皮肤老化

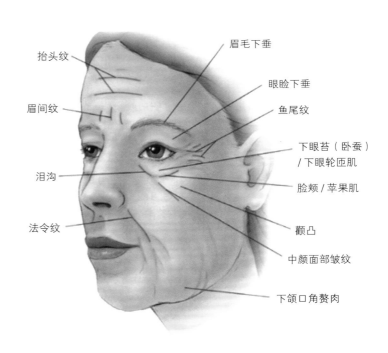

图 1-2　皮肤老化

产生皮肤老化现象的原因是由于真皮层弹力纤维（Elastic Material）弹力减小，而且真皮层弹力纤维的直径也会变短，但是真皮层纤维数量不会减少。真皮间质分化的黏多糖中的玻尿酸也会减少，使得皮肤弹性也明显下降，随着整个变化而导致皮肤松弛下垂，并出现较深的皱纹。

随着皮肤的老化，皮肤的弹力纤维遭破坏，胶原蛋白减少以及胶原蛋白变性等现象清晰可见（图 1-3 ~ 图 1-5）。

◎当我们变老时会发生什么？

24 岁

48 岁

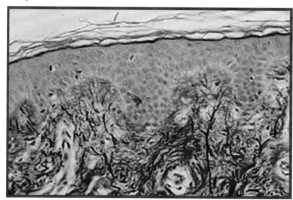
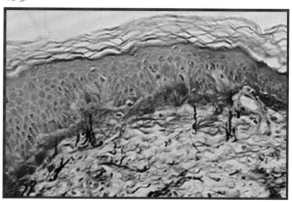

图 1-3 革兰染色后显示的皮肤弹力纤维破损

◎弹性蛋白：弹性纤维变性

26 岁

66 岁

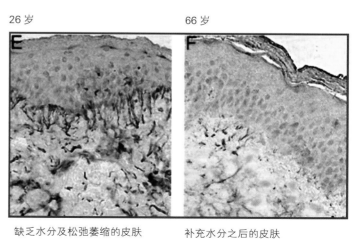

缺乏水分及松弛萎缩的皮肤 补充水分之后的皮肤

图 1-4 特异性免疫蛋白染色

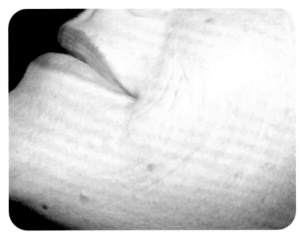 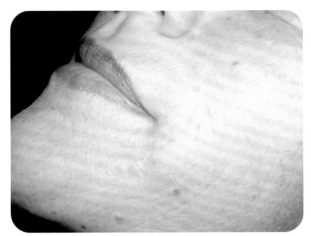

补水前　　　　　　　　　　　　　　补水后

图 1-5　补水前后的皮肤

■ 抗衰老提升的方法

　　皮肤因老化萎缩而弹性降低，图 1-6 ~ 图 1-8 为我们展示了衰老和年轻皮肤的区别。皮肤衰老可以单纯地通过注射玻尿酸或自体脂肪填充来增加皮肤软组织的容积量而加以改善。但这并非只是填充玻尿酸或脂肪组织技术上的概念，从皮肤科的观点来看，为了恢复真皮层的皮肤弹力和使皮肤恢复接近正常美观的状态，最好还是联合使用包括 A 型肉毒素注射、PRP 注射、PDO 埋线、玻尿酸或自体脂肪组织填充（Volume

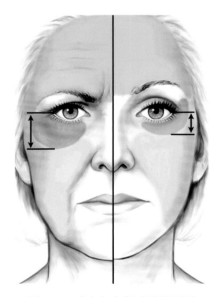

图 1-6　衰老与年轻皮肤的区别

Replacement）、激光或射频等技术手段治疗来达到使皮肤年轻化的目的（图 1-9）。

区别收紧皮肤和皮肤提升的方法：皮肤真皮层中存在的胶原蛋白可促使弹性蛋白活性化，通过玻尿酸填充或 PDO 线提升之后刺激真皮基质成分，增加了外真皮层的密度，从而提高了皮肤弹性。

◆图 1-6（左）示绿色区域皮肤松弛下垂，容积量缺失，皱纹加深；红色区域皮肤松弛下垂，下眶缘内软组织容积量过多，显得臃肿，下眶缘外软组织容积量缺失；蓝色区域皮肤松弛下垂，软组织堆积容量过多，显得臃肿。

◆图 1-6（右）示面部不同区域的年轻状态表现。

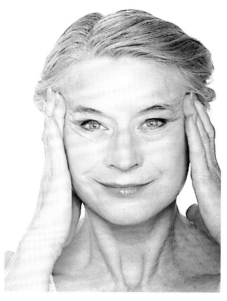 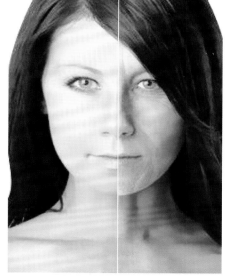

图 1-7　衰老与年轻皮肤的区别　　　　图 1-8　衰老与年轻皮肤的区别

皮肤提升的方法分为直接提升和间接提升（表 1-1），不同层次有不同的治疗方法（表 1-2）。

表 1-1　皮肤提升的方式

直接提升方式	间接提升方式
玻尿酸 / 脂肪支撑性注射提升	BOTOX 注射提升
五爪钩拉皮	射频
SMAS 手术拉皮	电波拉皮
硅橡胶锯齿线拉皮	极限音波拉皮
PDO 线拉皮	PRP 注射、脂肪干细胞注射

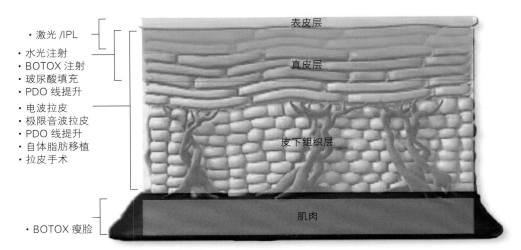

- 激光 /IPL
- 水光注射
- BOTOX 注射
- 玻尿酸填充
- PDO 线提升
- 电波拉皮
- 极限音波拉皮
- PDO 线提升
- 自体脂肪移植
- 拉皮手术

- BOTOX 瘦脸

表皮层
真皮层
皮下组织层
肌肉

图 1-9　可使皮肤年轻化的方法

表 1-2　皮肤提升的方式

层次	治疗方法
表皮层	皮肤激光（IPL，G-max，ND-Yag……）
真皮层	BOTOX 除皱、玻尿酸真皮填充、射频、PDO 平滑线提升
皮下组织筋膜层 (SMAS)	电波拉皮（Thermage） 极限音波拉皮（Ulthera） PDO 锯齿线提升 SMAS 除皱术、自体脂肪移植
肌肉层	BOTOX-A 瘦脸

　　我们从各个方面通过各种皮肤激光美容方式，试图让受美者的皮肤达到治疗后最好的状态。肌肉肥厚或表情肌非常丰富时，使用 BOTOX-A 可以让肌肉放松以改善皱纹，并且可以减少过度发达的肌肉。

　　脂肪层减少时，利用脂肪移植或注射塑然雅（Sculptra）可诱导自身脂肪组织量的增加；有皮肤细纹或皮肤弹力降低时，可通过电波拉皮（Thermage）的治疗刺激皮肤，增加自体真皮组织成分，以促进皮肤胶原组织再生；另外注入玻尿酸、自体脂肪或埋入 PDO 线，以增加在皮肤真皮中成分的容积（Volume）或加上水光多点注射以及使用其他强脉冲光皮肤美容激光仪器来改善老化的皮肤表面状况。在此会根据皮肤老化现象的不同来决定使用联合治疗的方案。

■ 理论探讨和背景

什么是表浅肌肉筋膜系统（SMAS）

　　主要针对松弛皮肤的治疗目标：表浅肌肉筋膜系统（Superficial

Musculoaponeurotic System，SMAS）要对解剖学上的构造及机体有正确的认识与理解，才能将松弛的皮肤紧致及拉提的效果达到最大化。

◆ 将皮下脂肪分为两层（网状层、板状层）。

◆ 在 SMAS 中出现的纤维组织筋膜（Fibrous Septae）与真皮层相连。

◆ 没有包膜的脂肪层出现在深层颜面肌肉（Deep Facial Muscle）及 SMAS 之间。

◆ 主要血管及神经所存在的部位比 SMAS 层更深，其细小的分支贯通至比 SMAS 还要上层的真皮下层（Subdermal Plexus）。

◆ SMAS 扮演分配支撑颜面部肌肉力量的角色（图 1–10 ～ 图 1–12）。

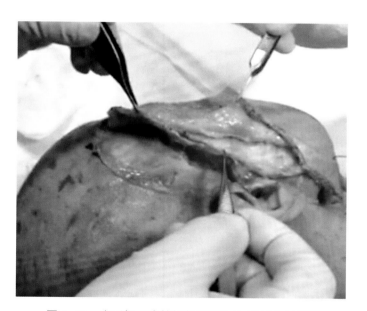

图 1–10　左手镊子夹持提起的部位为 SMAS 组织层

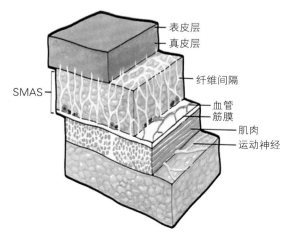

图 1–11　皮肤的结构

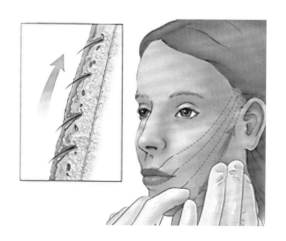

图 1–12　皮肤有倒钩的轮廓线的截面图

　　从图 1-13（右）术后即刻可见植入含 PDO 可吸收溶解线后，比术前的面部皮肤（图 1-13 左图）变得更加紧致。

　　在颜面部的中下面部 SMAS 层中植入有锯齿的 PDO 可吸收溶解线，带锯齿刺状的凸起线可直接刺激原本因皮肤老化而松弛的胶原纤维组织，可以起到对整体软组织更加强有力的抓持、附着及拉提的协同作用。

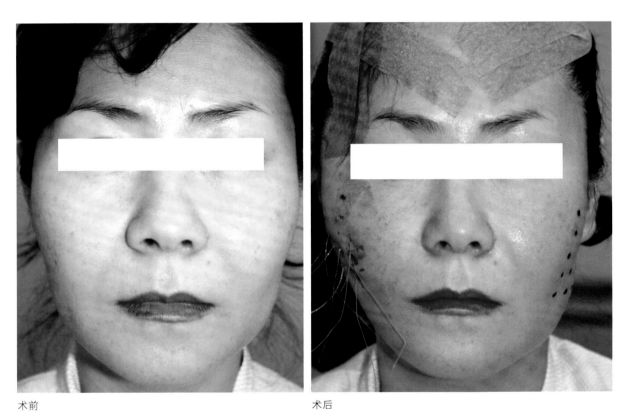

术前　　　　　　　　　　　　　　　术后

图 1-13　在使用 PDO 线提升术后即刻颜面对比图

第**2**章

水光注射

■ 概述及原理

　　水光注射的概念就是利用水光注射仪器（图 2-1、图 2-2）的负压吸引原理（图 2-3）把透明质酸钠（Restylane-Vital）及其他营养药物配合之后注射导入皮肤真皮层，能够让皮肤水润柔嫩、光泽透亮，针对性地解决皮肤真皮层缺少水分的问题，改善细小的皱纹、肤色暗黄、毛孔粗大、油脂分泌旺盛等皮肤问题，效果显著。

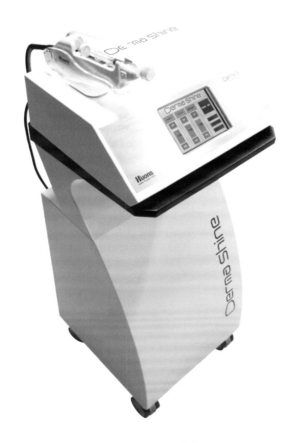

图 2-1　水光注射仪

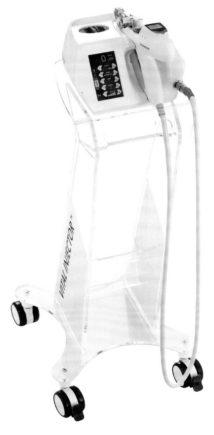

图 2-2　水光注射仪

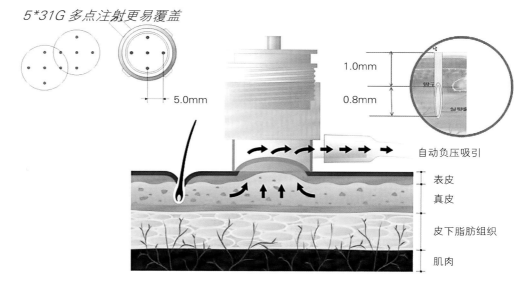

图 2-3 水光仪的负压吸引原理

老化的皮肤与非老化的皮肤对比可以看出，老化皮肤的胶原纤维（Collagen Fiber）广泛遭受破损，因此皮肤的容积量（Volume）会减少，且伴随像细纹等皮肤老化的症状。我们将玻尿酸注射至皮肤真皮层内，可以使缩小的皮肤软组织容积量增大，可见玻尿酸对皮肤的水合作用（Dermal Hydration）。

因玻尿酸扮演着填充受损软组织中的胶原纤维的角色，不仅有固定的保湿、补水及增加软组织容积的功能，如图 2-4 所示，红色画线标记部分，形成新的活性化胶原纤维，利用此原理，我们可以看到玻尿酸可以使老化而松垮的皮肤软组织重组，促使自然的胶原纤维再生，就如同缺水和补水后的苹果一样（图 2-5），因此玻尿酸这些巨大的作用得到了很大的重视。

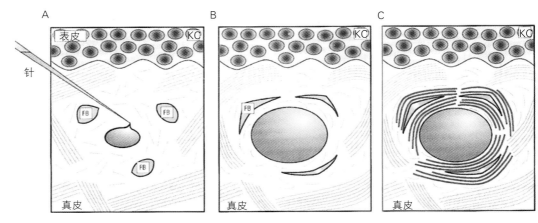

图 2-4 玻尿酸的作用原理

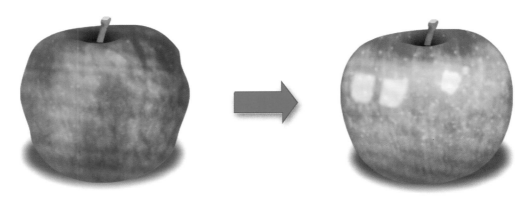

缺乏水分萎缩的苹果   补充水分之后的苹果

图 2-5　缺水与补水后的苹果

■ 适应证及作用

（1）改善皮肤的水合作用。

（2）恢复皮肤的黏弹性和紧实皮肤。

（3）改善皮肤弹性和皮肤形态。

（4）改善皮肤细胞的营养和活性（图 2-6）。

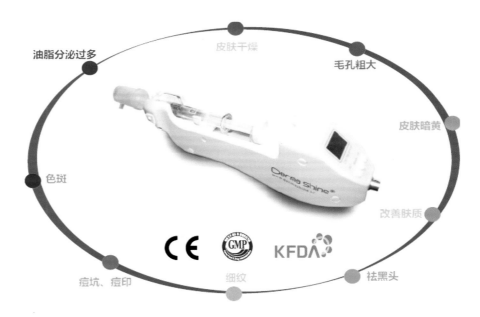

图 2-6　水光注射的适应证

■ 传统补水与水光注射的区别

前者用涂抹和外敷的方式补水，对于人体正常皮肤真皮层吸收玻尿酸的含量是极其有限的。传统补水仅仅只对皮肤真皮层以上的角质层提供水分保养作用，而且维持保养时间非常短暂。

传统注射方式的缺点见图 2-7。

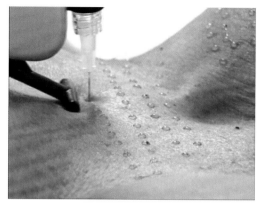
药物容易渗漏

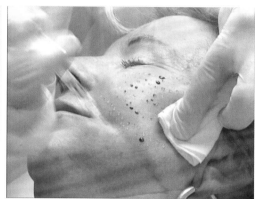
比较疼痛、易出血

图 2-7　传统注射方式的缺点

■ 各型仪器的特点

各型仪器的特点见表 2-1。

表 2-1　各型仪器的特点

仪器	超声波	微针滚轮	电动微针	美塑枪	水光仪
原理 / 制动	无	手动	半自动	自动	自动
药品选择	普通化妆品	医用化妆品	医用化妆品	医用注射液	医用注射液
治疗吸收率	8% ~ 15%	18% ~ 25%	20% ~ 30%	≥ 90%	≥ 90%
治疗时间	30min	60min	40min	30min	15min
疼痛感	无	痛	痛	微痛	微痛
创伤大小	无	大	大	微创	微创
恢复期	无	1 ~ 2 周	1 周	3~5 天	1~2 天
真空负压	无	无	无	无	有
针头	无	滚针	9 根实体针	1 根空芯针	5 ~ 9 根空芯针
针头深度调节	无	无	半自动	半自动	自动
药量调节	无	无	无	可调	可调

■ 药物的配制

主要由无交联的透明质酸钠、A 型肉毒素、维生素 C、维生素 B$_6$、传明酸、胎盘多肽注射液及 PRP 等药物组合。各种药物的作用见表 2-2。

表 2-2　水光注射药物的作用

药物	功效
注射用透明质酸钠（无交联）	保湿、补水
A 型肉毒毒素	除皱、嫩肤、收缩毛孔、抑制油脂分泌
维生素 C 注射液	促进新陈代谢及加速伤口愈合、抗氧化
维生素 B$_6$ 注射液	治疗脂溢性痤疮
氨甲环酸（传明酸）注射液	淡斑、美白
胎盘素注射液	淡斑、美白、抗衰老
PRP、自体脂肪干细胞	淡斑、抗衰老、促进伤口愈合及胶原蛋白再生

注：配药方法：第一疗程：保湿补水为主，使用无交联剂的玻尿酸 5mL；第二疗程：保湿补水除皱为主，使用无交联剂的玻尿酸 2.5mL+20 单位 A 型肉毒素；第三疗程：保湿补水淡斑美白为主，使用无交联剂的玻尿酸 2.5mL+ 维生素 C 1.0mL+ 传明酸 0.5mL+ 谷胱甘肽 1.0mL；第四疗程：保湿补水抗衰为主，使用无交联剂的玻尿酸 2.5mL+ 胎盘多肽注射 2mL 或者 PRP 和干细胞。

多种营养药物组合构成了水光注射药物（图 2-8）。

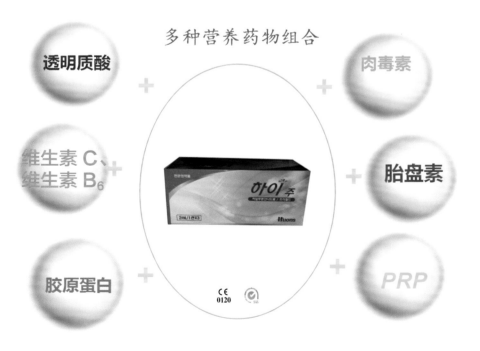

图 2-8　水光注射药物的组成

■ 操作流程演示

（1）面部诊断，确定治疗方案（图 2-9）。

（2）卸妆洁面（图 2-10）。

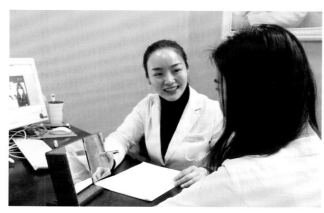

图 2-9　面部诊断

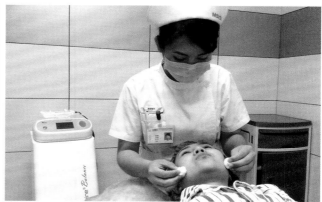

图 2-10　卸妆洁面

（3）拍照（图 2-11）。

（4）敷表面麻醉膏 30 ~ 40min（图 2-12）。

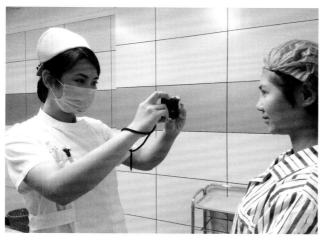

图 2-11　拍照

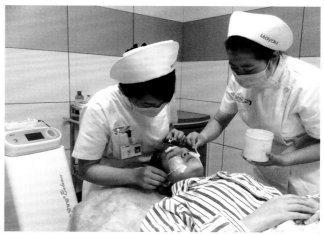

图 2-12　敷表面麻醉膏

（5）术区皮肤消毒（图 2-13）。

（6）配药：使用三通管或两通管把药物混匀（图 2-14）。

（7）连接注射器和针头（图 2-15）。

（8）充盈针头检查是否正常均匀出药（图 2-16）。

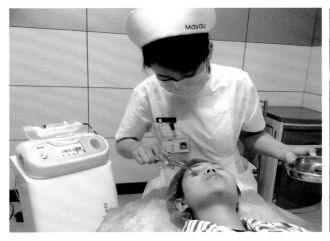

图 2-13　消毒

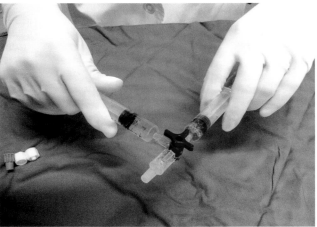

图 2-14　配药

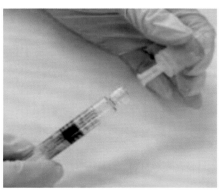

图 2-15　连接注射器和针头

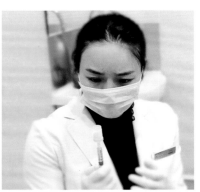

图 2-16　充盈针头检查

（9）连接针头和负压吸引管（图 2-17）。

（10）安装到操作注射手柄上（图 2-18）。

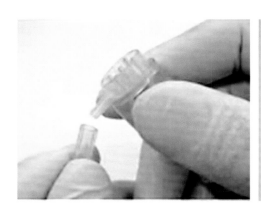

图 2-17　连接针头和负压吸引管

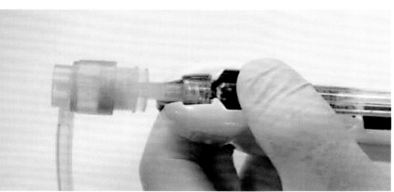

图 2-18　安装到注射手柄

（11）开机调节操作参数（图2-19、图2-20）。

（12）水光注射操作（图2-21、图2-22）。

（13）水光注射的术后护理：建议使用医用无菌保湿修复面膜（图2-23、图2-24）。

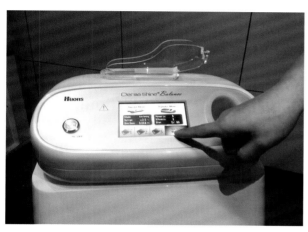

图2-19　调节操作参数

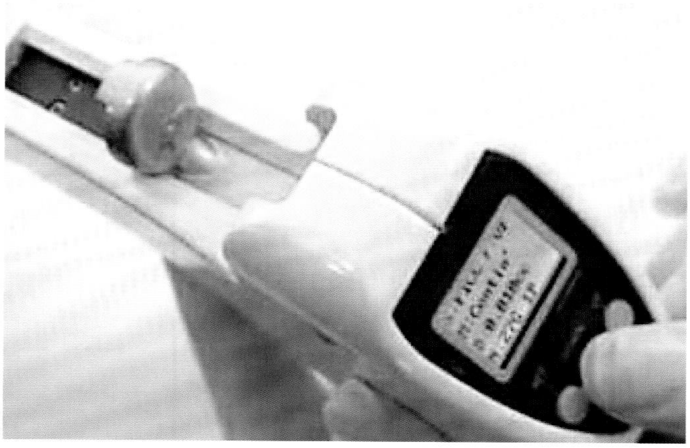

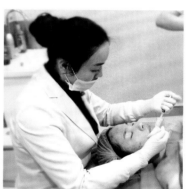

图2-20　调节操作参数

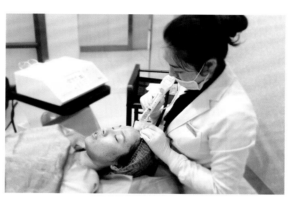

图2-21　注射

图2-22　注射

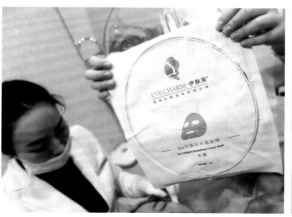

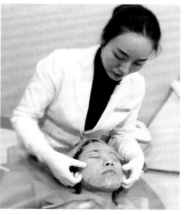

图2-23　修复面膜

图2-24　敷修复面膜

■ 操作要点

（1）注射部位顺序：眉间→额部→眼周→脸颊→嘴角→下颏部→下颌缘→颈部→鼻子。例如眼周和颧部皮肤区域最易缺水，在操作时可重叠治疗。

（2）操作深度：由于眼周的皮肤最薄，血管丰富，容易出血造成瘀青，所以针头要适当调短长度及负压大小。建议女性皮肤操作深度：眼周、口周、颈部 0.8mm；额部、脸颊等部位 1.0~1.2mm 即可。男性皮肤操作深度在 1.4~1.6mm 之间。负压调整在 3~4 格，只要针头能够轻轻吸附住皮肤即可。尤其是在操作眼周及口周时，注意负压不可过大，否则容易导致皮肤瘀青或色素沉着。

（3）鼻部的处理：鼻部皮肤毛孔粗大伴有"黑头粉刺"的人非常适合进行水光注射治疗，操作时需把负压调至最大，可有效吸出"黑头粉刺"。

（4）皮肤粗厚干燥的部位：皮肤粗厚干燥的部位可以进行重叠二次注射。

（5）冰敷：注射前后冰敷 5 ~ 10min 能有效减少红肿瘀青的现象。

■ 术后护理及注意事项

（1）水光注射是利用仪器将大量的小分子玻尿酸和营养液精准地注入皮下真皮层内（因有表皮创伤导致点状出血或瘀点一般 2 ~ 3 天可恢复正常）。

（2）玻尿酸具有修复受损干瘪细胞，刺激胶原蛋白再生的作用（可多次注射安全有效）。

（3）因为做完水光注射之后皮下细胞合成速度加快，皮肤此时需要大量补水以加快营养成分的吸收，所以早期皮肤表面会显得干燥缺水。

（4）做完水光注射一定要注意防止暴晒（雨伞遮挡、涂防晒霜 SPF ⩾ 30）。

（5）做完水光注射 1 周内禁饮酒、禁食辛辣食物及使用抗生素。

（6）术后 3 天内每天早晚各敷 1 贴含有玻尿酸及 EGF 的医用面膜。

水光注射进入真皮层后，与细胞发生水合作用，促进真皮血液微循环及皮肤对营养物质的吸收，其自身也会不断地被稀释和吸收，因此，水光注射所能维持的时间是有限的。

一般来说，肤质干燥、疏于保养的人可维持的时间较短，一般维持时间在 2 ~ 3 个月，且所维持的时间与接受注射的次数相关。第 1 次注射后维持的时间较短，维持 1 ~ 2 个月，但是根据个人体质、肤质、所用药物及配比浓度、医生操作技术以及个人的生活习惯的不同维持时间也会有所差异。

人体的皮肤代谢周期一般是 28 天，所以在操作完水光注射之后的 1 个月时间内禁止再次操作，以防止皮肤受损严重，出现色素沉着及疤痕等情况，故建议间隔 2 ~ 3 个月做一次水光注射治疗即可。水光注射可根据不同的皮肤问题采取疗程治疗效果更佳。

■ 效果对比图

Visia 检测水光注射术前术后对比照，见图 2-25 ~ 图 2-28。

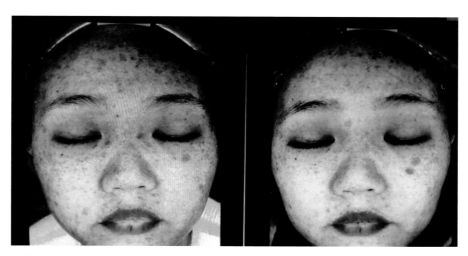

术前　　　　　　　　　　　　　　　　　术后 1 个月单次治疗

图 2-25　Visia 检查水光注射术前术后对比

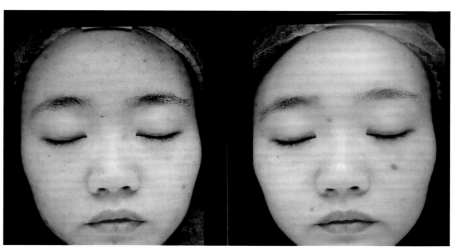

术前　　　　　　　　　　　　　　　　　术后 1 个月单次治疗

图 2-26　水光注射术前术后对比

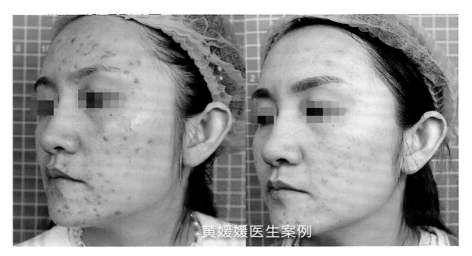

水光注射术前   单次水光注射术后

图 2-27　水光注射术前术后对比

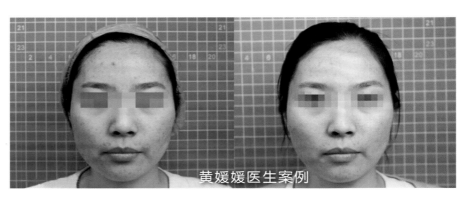

水光注射术前   单次水光注射术后

图 2-28　水光注射术前术后对比

射频

■ 概述及原理

以色列 EndyMed ™ Pro 3DEEP ™射频（图 3-1 ）。

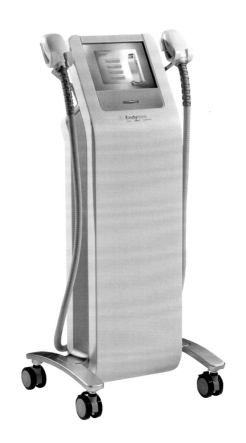

图 3-1　射频仪

射频（Radio Frequency，RF）属于电磁波谱的一部分，是介于调频无线电波之间的电磁波，其能量可以通过用电或磁的方式进行传播。射频在各个领域使用广泛，如手机、收音机、微波炉等家用电子产品。而医用传统射频用于外科领域的组织切割、烧灼止血及消融等领域。

射频对组织的生物学作用主要是间接传导热效应，而组织的加热是通过对射频电流的阻抗来实现的，射频的导电性取决于电流的频率和温度。射频主要是对真皮层加热至 55 ～ 56℃后刺激成纤维细胞再生出更多的胶原纤维组织而发挥作用。

3DEEP ™射频治疗原理见图 3-2。

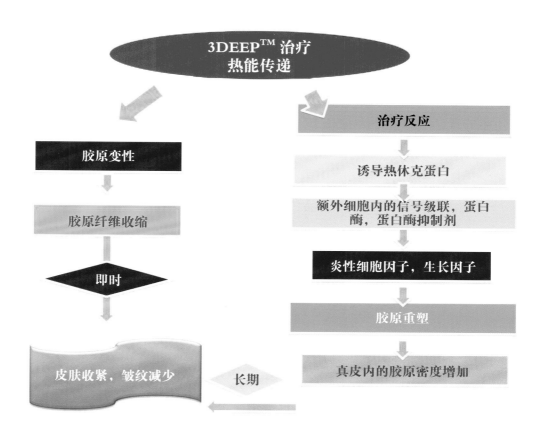

图 3-2　射频治疗原理

■ 适应证及作用

　　3DEEP™射频具有嫩肤，祛皱纹、妊娠纹，治疗痘坑、痘疤、痤疮及收缩毛孔，消融皮下脂肪和提升皮肤的作用。

■ 各种射频的特点

激光与射频

　　射频的电磁波比激光穿透皮肤的力度更有效，穿透层次深度与皮肤的肤色及厚度有关（图 3-3）。

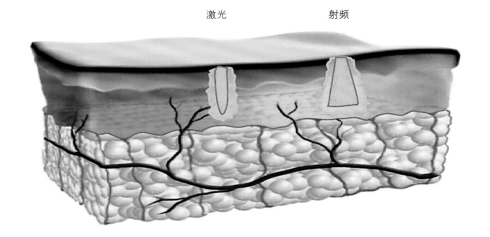

激光　　　　　　射频

图 3-3　激光与射频的特点

射频的分类见图 3-4、图 3-5。

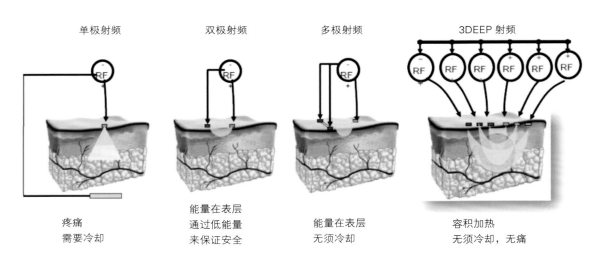

单极射频　　　双极射频　　　多极射频　　　3DEEP 射频

疼痛　　　　　能量在表层　　　能量在表层　　　容积加热
需要冷却　　　通过低能量　　　无须冷却　　　无须冷却，无痛
　　　　　　来保证安全

图 3-4　射频的分类

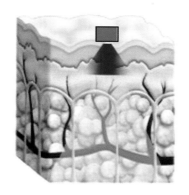

单极

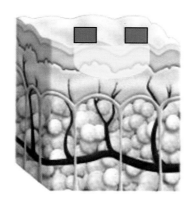

双极

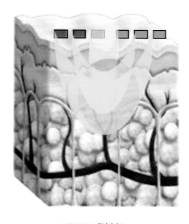

3DEEP ™射频

单极

使用一个射频源，含有一个电极；

大部分的能量积聚在电极表面；

需要具有较高的散热要求；

需冷却电极以防止表皮的烫伤；

若大量的热量积聚在软组织深层，则需要更大的功率。

双极

使用一个射频源，含有两个电极；

能量只在表面开始渗透；

渗透途径是两个电极间最短的距离；

为防止表皮烫伤仍需要在电极间进行冷却。

3DEEP ™射频

由微处理器控制的多个射频源；

只限于电极之间的深穿透和高热量的加热，无须冷却。

图 3-5　射频的分类

■ 组织病理学变化

射频后的组织病理学变化，见图 3-6 ~ 图 3-9。

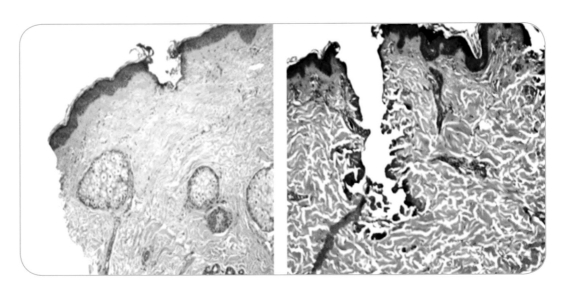

图 3-6　射频后的组织病理学变化

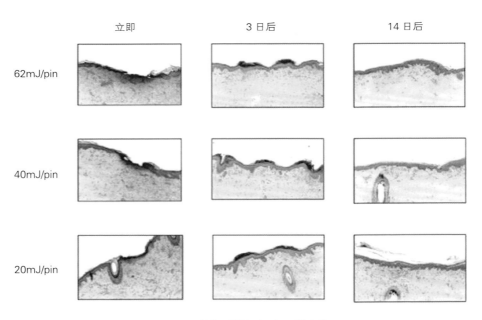

图 3-7　射频后的组织病理学变化

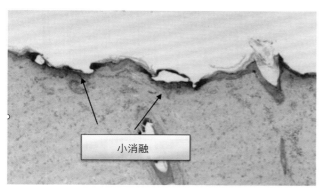

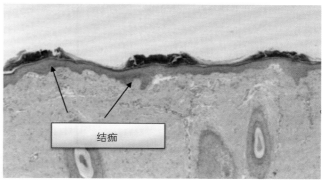

FSR 治疗后立即组织学显示

FSR 治疗 3 日后组织学显示

图 3-8 射频后的组织病理学变化

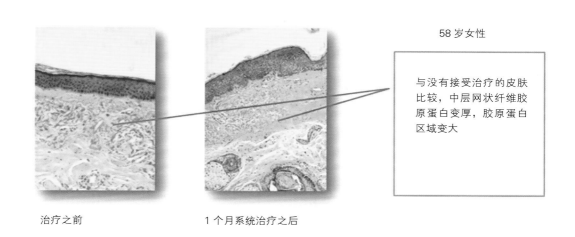

58 岁女性

与没有接受治疗的皮肤比较，中层网状纤维胶原蛋白变厚，胶原蛋白区域变大

治疗之前

1 个月系统治疗之后

图 3-9 射频后的组织病理学变化

综上所述：利用 3DEEP™ 点阵射频，垂直能量可穿透深度至 4.5mm，这样可以促进皮肤真皮层的胶原蛋白和纤维组织再生，起到收紧皮肤的效果。

对于老化的皮肤，越是重复多次使用 3DEEP™ 点阵射频治疗，就越有利于促进皮肤胶原蛋白再生，达到最大化的治疗效果。

■ 效果对比图

射频治疗的效果对比图，见图 3-10、图 3-11。

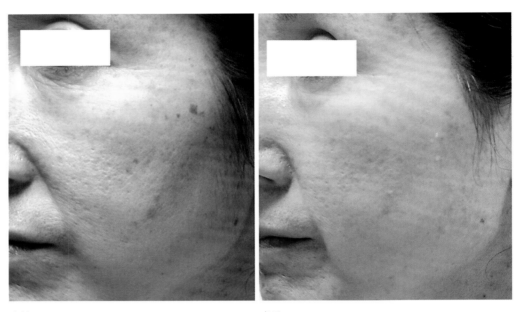

术前   术后

图 3-10　射频治疗前后的对比图

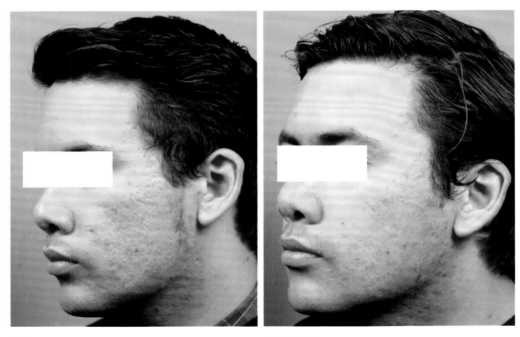

术前   术后 3 个月

图 3-10　射频治疗前后的对比图

电波拉皮

■ 概述及原理

美国第三代 Thermage（电波拉皮）治疗仪（图 4-1）。

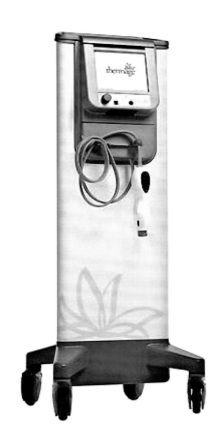

图 4-1　电波拉皮治疗仪

第三代电波拉皮又称热玛吉（Thermage）或塑美极，试图利用高能量的电波热能间接传导至皮肤层，让真皮层的组织受热，产生即刻收缩，刺激胶原蛋白增生，有提升紧致松弛皮肤的效果。

电波拉皮与一般的美容激光仪器的作用不同。一般的美容激光仪器在治疗时候无法传导热能达到皮肤的真皮层下，而电波拉皮（Thermage）则是通过高热能量传导至真皮层来改善皮肤。然而第三代电波拉皮的热效能则可以更好地传导穿透至 SMAS 层以及更深层次的皮下脂肪层。

图 4-2 为电波拉皮热效能传导穿透皮肤组织的深度。

表皮

真皮

皮下
肥胖 / 组织

肌肉

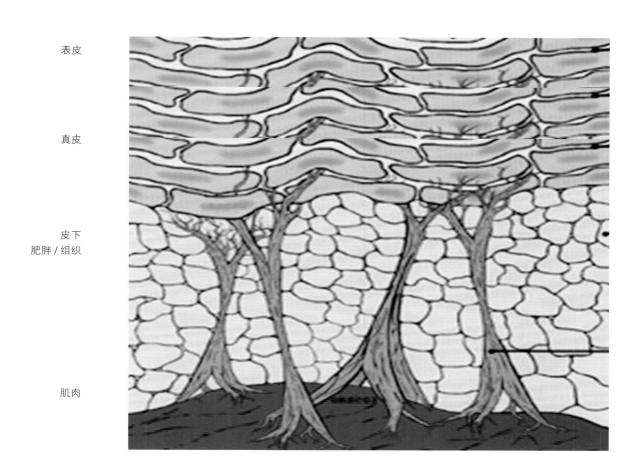

图 4-2　电波拉皮热能穿透的深度

■ 组织病理学变化

图 4–3 中的两张照片是一位 46 岁女性的耳前区域组织图，可见图左是电波拉皮前松垮的皮肤组织，其胶原蛋白的密度非常低；而图右则是电波拉皮 4 个月后所观察到的皮肤组织情况，可见其网状真皮的密度比之前更加稠密。

由于胶原蛋白组织的活性化，使真皮及真皮层的厚度增加，并且通过刺激皮肤组织重建，使皮肤更加健康、年轻。

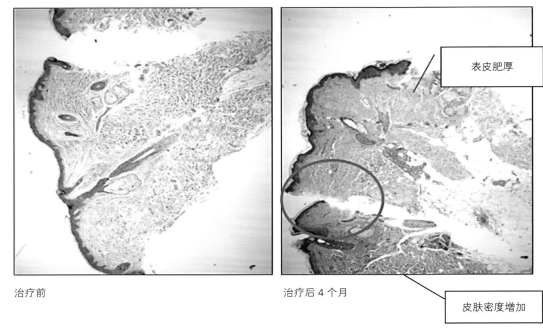

治疗前   治疗后 4 个月

表皮肥厚

皮肤密度增加

图 4–3　电波拉皮前后组织病理图

■ 适应证及禁忌证

适应人群

年龄在 20 ~ 65 岁，皮肤轻、中度松弛及有皱纹的人群。

作用

电波拉皮主要有收紧松弛的皮肤、改善皱纹、消融皮下脂肪及对面部、身体的塑形作用。通过热玛吉（Thermage）治疗之后不仅仅可以紧致皮肤，还可以对于皮下脂肪具有消融的作用，并且可使面部的轮廓变得更加清晰。

禁忌人群

（1）装有心脏起搏器者不适合做该治疗。

（2）孕妇及哺乳期不适合做该治疗。

（3）治疗区有皮肤疾病者不适合做该治疗。

（4）有皮下注射填充物（玻尿酸 / 脂肪）者不适合做该治疗或者先做热玛吉之后再行注射填充治疗。

■ 操作流程演示及注意事项

热玛吉的操作流程及注意事项见图 4-4。

体验过程分享

护理前，美疗师将整个面部消毒后，用方格纸在护理部位印上用于定位的小方格进行打格定位。

 完成这一切后，开启仪器热玛吉（Thermage），安装好的新探头接触到皮肤时，表皮会有舒适的沁凉感觉。

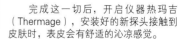

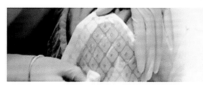

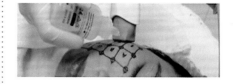

皮肤随即慢慢有温热的感觉，这说明热能已直达皮肤深层。此时，电波热能已在有效刺激胶原质，从而促使其立即收缩，并逐渐拉紧皮肤。

 再次冷却，肌肤表面又感受到沁凉的感觉。电波热能传递减到最低点，整个过程 1 小时就完成了。

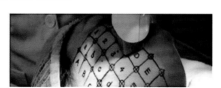

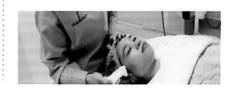

图 4-4 热玛吉的操作流程

■ 效果对比图

热玛吉的效果对比图，见图 4-5、图 4-6。

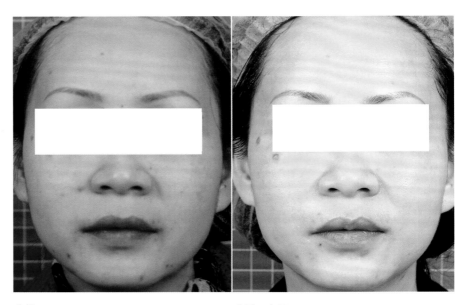

术前   术后 1 个月

图 4-5 热玛吉的术前术后对比图

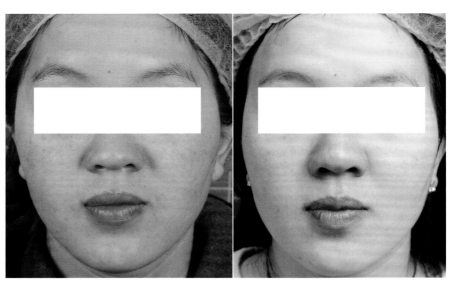

术前   术后 1 个月

图 4-6 热玛吉的术前术后对比图

极限音波拉皮

■ 概述及原理

美国极限音波拉皮 Ulthera- 超声刀（图 5-1、图 5-2）。

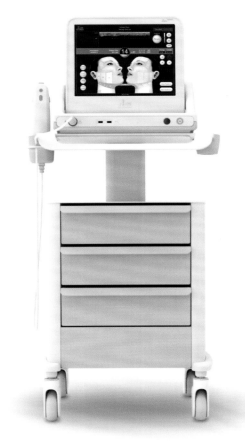

图 5-1　美国极限音波拉皮 Ulthera- 超声刀

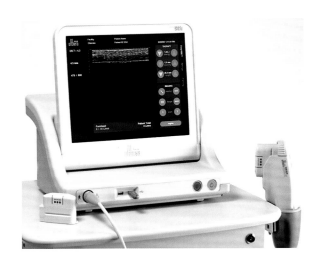

图 5-2　美国极限音波拉皮 Ulthera- 超声刀

通过利用聚焦超音波能量，以非侵入性的方式间接作用于皮肤的肌肉筋膜组织层（Fibro-Muscular Tissue），并以 60 ~ 80℃的热能固定传导穿透组织，采用 3 种探头规格（1.5mm、3.0mm、4.5mm）可使各层组织受热发生即刻收缩并且同时刺激胶原蛋白持续 2 ~ 6 个月不断再生，从而使松垮的皮肤软组织韧带变得更加紧致，以达到提升紧致的效果（图5-3）。

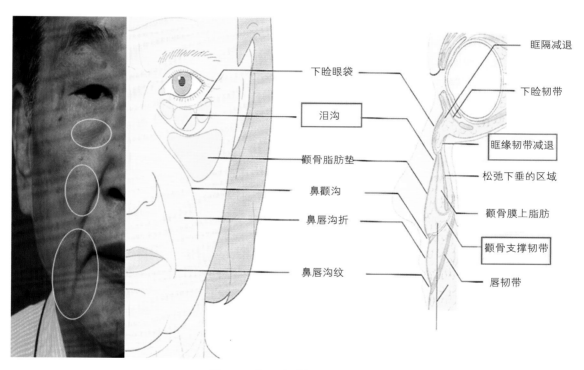

图 5-3 极限音波拉皮的作用原理

极限音波拉皮的作用目标层见图 5-4、图 5-5。

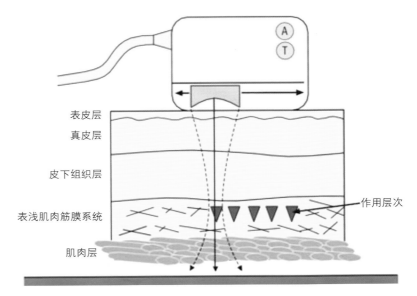

图 5-4 极限音波拉皮的作用目标层

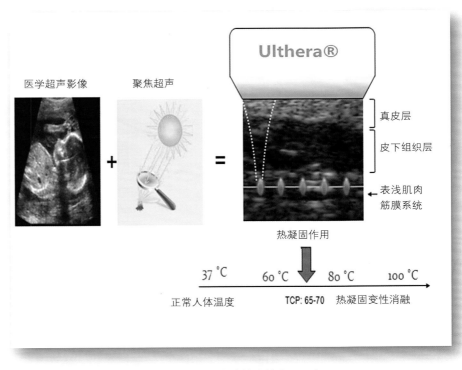

图 5-5 极限音波拉皮的作用目标层

■ 组织病理学变化

极限音波拉皮的组织病理学变化模拟图见图 5-6。可以看到治疗前松垮的皮肤软组织在治疗后变得紧实。

如图 5-7 所示，随着年龄的不断增长，皮肤会渐渐失去弹性，外观不仅看起来松垮，甚至产生皱纹。这是由于拉提皮肤肌肉的韧带组织变得松垮所导致的皮肤老化现象。

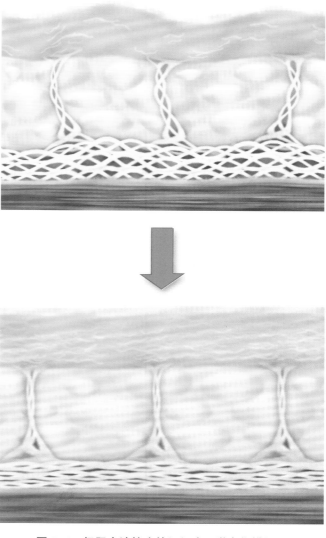

图 5-6 极限音波拉皮的组织病理学变化模拟图

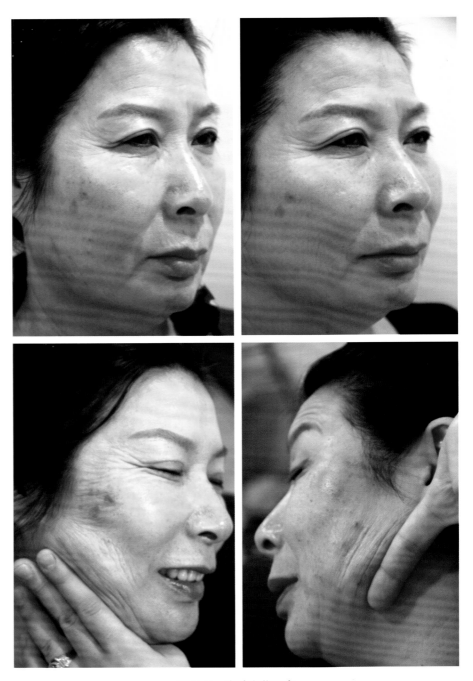

图 5-7　皮肤老化现象

■ 适应证及禁忌证

适应人群

年龄在 20 ～ 65 岁，皮肤轻、中度松弛及有皱纹的人群。

极限音波拉皮的作用

（1）改善皮肤松弛现象。

（2）改善皱纹。

（3）改善肤色及肤质。

（4）轮廓塑形。

极限音波拉皮不仅仅可以增加皮肤的弹性和厚度，同时可以使细纹也得到改善；但眼睛周围的细纹及下巴周围的细纹仍然较多，这是使用极限音波拉皮无法解决的部分，需要配合 BOTOX 治疗改善。对于皮肤过于松弛的患者若配合 PDO 线 SMAS 层提升手术治疗，将有效增加提升效果。

禁忌人群

（1）装有心脏起搏器者不适合做该治疗。

（2）孕妇及哺乳期妇女不适合做该治疗。

（3）治疗区有皮肤疾病者不适合做该治疗。

（4）有皮下注射填充物（玻尿酸 / 脂肪）者不适合做该治疗或者先做极限音波拉皮之后再行注射填充治疗。

■ 操作流程演示

（1）术前设计画线（图 5-8）。

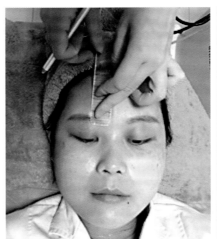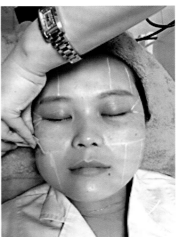

图 5-8　术前画线

（2）皮肤消毒之后根据皮肤松弛状况设定治疗参数值（图 5-9）。

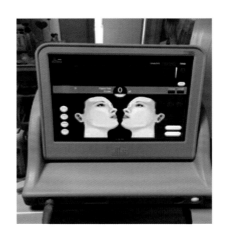

图 5-9　设定治疗参数

（3）面部画线区域结合仪器操作界面进行操作治疗参数对照，全面部治疗需要 60 ～ 90min。

（4）操作顺序：依次先从颈部→下颌缘→脸颊→法令纹→颧部（苹果肌）→额部。同法操作另一侧。

（5）操作治疗探头顺序：据操作部位依次使用 4.5mm → 3.0mm → 1.5mm 探头治疗，层次先深后浅，能量先大后小，具体操作参数可因人而异（图 5-10）。

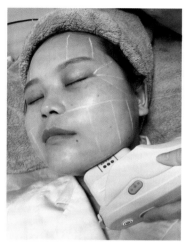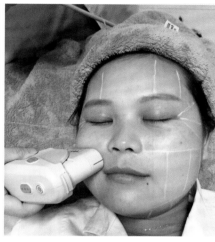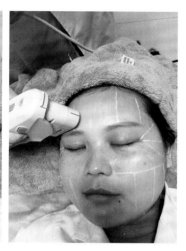

图 5-10 极限音波拉皮的操作流程

操作注意事项

（1）操作面颈部时注意要避开眶上神经、眶下神经、下颌神经、气管、甲状腺及眼眶内、口轮匝肌等部位，这些部位禁止操作。

（2）无须麻醉，对于疼痛较敏感者可给予适当静脉麻醉镇痛。

（3）操作时切忌粗暴，治疗探头一定要紧贴皮肤，且按照画线区域操作，谨防皮肤烫伤。烫伤后即刻冰敷，水疱无须刺破，表面涂湿润烧伤膏，每日换药直至结痂自行脱落。

（4）操作部位涂耦合剂要全面均匀，厚度一致。

（5）治疗后皮肤可能会出现轻微的泛红、灼热感、刺痛等反应，这属于正常的暂时反应，一般 2 ～ 3 天可恢复。术后可适当冰敷护理。

（6）治疗后可正常洗脸，化妆，需加强保湿及防晒护理。

（7）无须口服抗生素，1 周内避免饮酒及饮食辛辣刺激食物。

（8）对于治疗部位有开放性伤口或严重的痤疮及孕妇等人群不建议做此治疗。

（9）既往接受过任何填充注射类、埋线、手术等治疗项目，请提前告知治疗医师。

（10）3 个月后可重复治疗。

■ 效果对比图

极限音波拉皮治疗的效果对比图，见图 5-11、图 5-12。

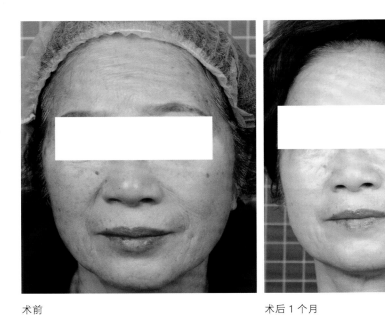

术前　　　　　　　　　　　　　　术后 1 个月

图 5-11　极限音波拉皮的术前术后对比

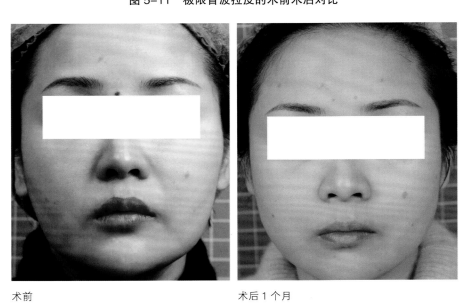

术前　　　　　　　　　　　　　　术后 1 个月

图 5-12　极限音波拉皮的术前术后对比

PDO 线提升术

▓ PDO 线的概述

PDO 线是以聚左旋乳酸（PolyL–Lactic Acid，PLLA）为主要成分，已获得 4 种专利技术，PDO 线（Polydioxanone）因其多重线相互缠绕形成螺旋状（图 6-1），因此又称为 TDLT（Twisted Double Line Thread）扭曲的双重线（图 6-2）。这种线植入体内经过 6 ~ 10 个月缓慢溶解吸收，从而可以持续地刺激手术部位的皮肤，使胶原蛋白再生能力变得更加优秀。因此，在改善老化松弛的皮肤和皱纹时效果非常显著。

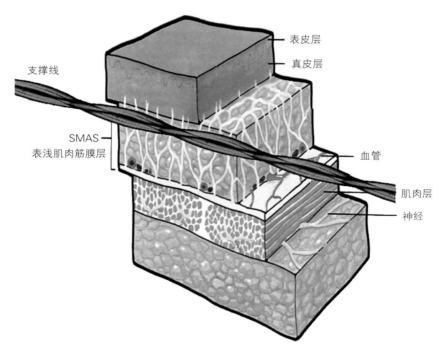

图 6-1　PDO 线

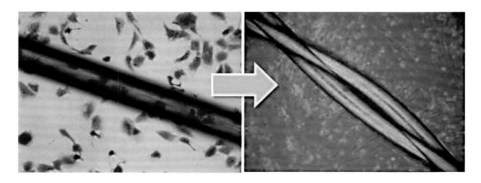

图 6-2　PDO 线

■ 作用原理

老化的皮肤跟废墟的建筑是一样的，都需要维护和重建（图 6-3）。

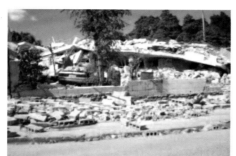
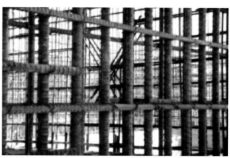

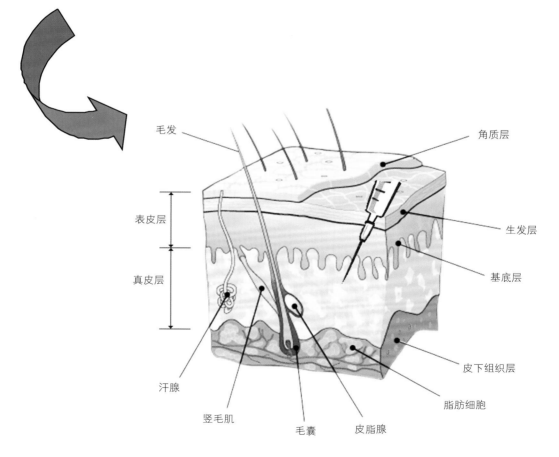

图 6-3　PDO 线的作用原理

支撑性注射法犹如建造的钢筋模样，可以在促使胶原蛋白生成前起到暂时性的支撑作用（图6-4）。

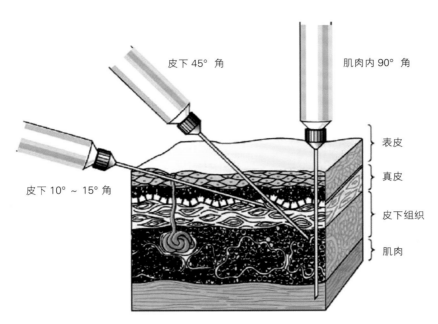

图 6-4　支撑性注射

支撑性注射的进针角度：①皮下 10°～15° 进针；②皮下 45° 进针；③肌肉内 90° 垂直进针。

支撑性注射的方式：①线性注射；②垂直注射；③ V 形注射。

我们用填充物来提高组织的拉提能力（图6-5），首先我们会考虑使用液体或者胶体类的物质作为填充剂，这些注射类填充物在皮肤组织里面越坚固，拉提能力越强。

整体上，用玻尿酸注射填充是作为支撑的工具之一，以增加软组织间隙之间的容积量和牵拉力，然后再将皮肤的线条调整至理想的位置，因而产生紧致皮肤及拉提的效果。

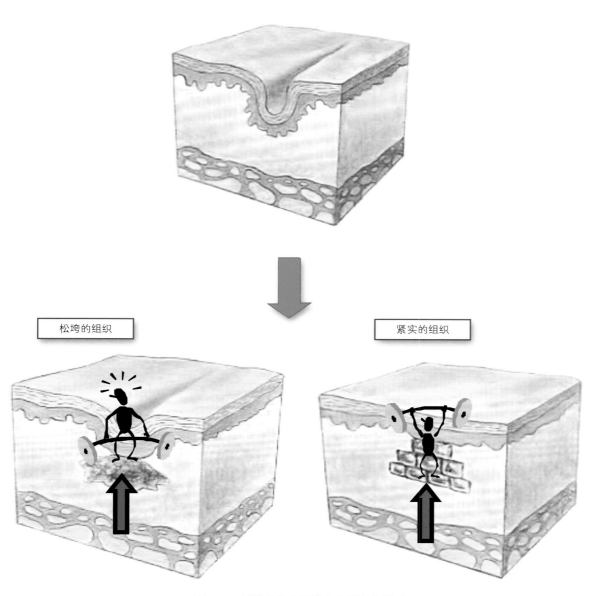

松垮的组织

紧实的组织

图 6-5　用填充物来提高组织的拉提能力

配合注入双股螺旋状 PDO 线后则比任何注入法形成更坚固的构造，其优秀的拉提能力可以刺激其再生更多的胶原蛋白（图 6-6、图 6-7）。

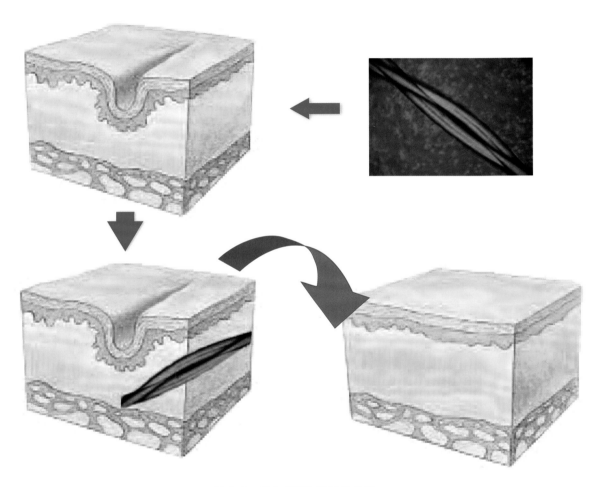

图 6-6　注入 PDO 线后的效果

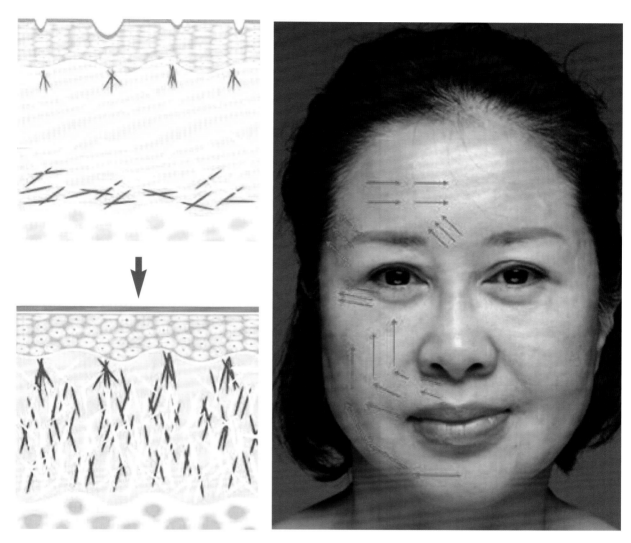

图 6-7　注入 PDO 线后的效果

　　由于注射导致皮肤内部产生伤口治疗的现象，因此随着刺激胶原的再生之后，皮肤的弹性也会显著增加。进行支撑型注射时，可同时注入 PRP 及干细胞可以得到更令人满意的协同效果。

■ 组织学特点

（1）胶原蛋白及弹力纤维皆是由刺激细胞再生之后产生的，可以使人保持健康及年轻的皮肤容貌（图 6-8、图 6-9）。

（2）植入可吸收线后无肉芽肿增生，不出现组织坏死，生物相容性好。

（3）可有效刺激胶原蛋白的产生。

（4）通过合成材料的比较分析可知，胶原蛋白更厚，胶原蛋白的分布更广泛。

（5）增加毛细血管的通透性，有利于改善组织营养。

（6）局部微循环发生变化。

（7）激活成纤维细胞的活性。

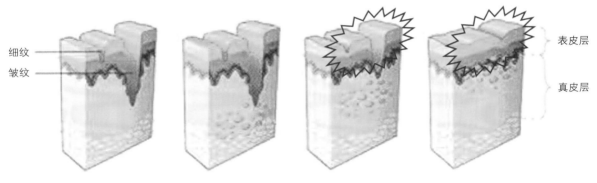

图 6-8　皮肤的组织学特点

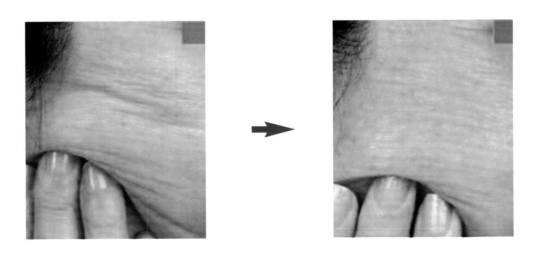

图 6-9　补充胶原蛋白前后的皮肤变化

（8）刺激胶原蛋白的产生及使其发挥作用。

（9）提升皮肤并起到支撑加固效果。

（10）轻微的提升可导致皮肤紧致。

PDO 线的优点

与传统的 SMAS 手术拉皮方式相比，SMAS 手术拉皮的组织创伤及并发症是不言而喻的，近年来逐渐被微创手术和无创式拉皮技术所取代。PDO 线（Polydioxanone）可直接作用于多部位的软组织提升，可进行多方向任意角度的提拉，亦可带来长效紧致提拉的效果，因埋入的线是会被人体自然吸收的，所以无任何副作用。

（1）临床使用超过 30 年，为相当安全的可吸收缝合线。

（2）内部组织形成相互提拉的胶原蛋白带。

（3）特殊的多重线缠绕交错，如同身体的胶原蛋白带一样，与组织相互连接交错，使其拉紧皮肤，因此可以改造成理想的脸型。

（4）形成大量胶原蛋白的同时，自身软组织的量也会增加。

（5）让胶原蛋白与自然状态一样，并可一直维持生长存活。

（6）大量形成胶原蛋白，塑造最自然的脸型。

（7）恢复期短，3 ~ 7 天，提升效果立即见效。

适应证

目前 PDO 线已经在整形美容外科领域得到了广泛运用，主要操作部位有：额部、颞部、眉间、眉部、眼周、鼻部、颧部、口周、脸颊、下颏、下颌缘、颈部、上臂、前胸、腹部、大腿内侧、臀部。

适用年龄在 30 ~ 65 岁，适用于预防和治疗面部、颈部及腹部、臀部等部位皮肤的老化。可有效抚平静态性皱纹，提升松弛的皮肤，改善皮肤色泽和增强皮肤弹性，延缓衰老，防止下垂。

禁忌证

（1）月经期，有血小板减少出血倾向者。

（2）局部有炎症或疾病传染期间。

（3）瘢痕疙瘩，炎性痤疮。

（4）有心脑血管疾病者。

（5）有糖尿病者。

（6）精神异常者。

PDO 线真皮层提升术

PDO 线真皮层提升术是利用 PDO 平滑线植入皮肤真皮层的一种技术操作方法。由于这种线是平滑的，而且线较细（29G、27G、26G、25G），所以可针对性地植入到皮肤的真皮层下，以利于线体能够更好地刺激皮肤的真皮组织，产生更多的胶原蛋白及弹力纤维，从而达到抚平皱纹及改善肤色和紧致皮肤的作用。

PDO 线 SMAS 层提升术

PDO 线 SMAS 层提升术是利用带锯齿状的 PDO 线植入表浅肌肉筋膜系统（SMAS）层的一种技术操作方法。由于这种线是锯齿状的，而且线较粗（19G、23G），所以要求植入的层次更加深一些。锯齿线的边缘比较倾斜，末端比较锋利，呈锯齿状分布，所以锯齿线上每 1 个小齿都恰好紧贴并能够牢固地抓持住皮肤组织，可以有效地使松弛的皮肤软组织得到支撑和提升，从而塑造一个新的轮廓。这些植入的锯齿线与组织缠绕会刺激机体产生更多的胶原蛋白及弹力纤维，从而达到收紧皮肤、提升下垂皮肤的效果。

PDO 线提升的优点
（1）可有效提升松弛的皮肤。
（2）替代了传统开放式 SMAS 拉皮手术。
（3）可以针对手术部位精准提升。
（4）紧致皮肤，改善肤色及质地。
（5）线体可吸收，并发症少，恢复快。
（6）多次埋线提升安全有效。

PDO 线的类型

PDO 线的类型见图 6-10 ～图 6-12。

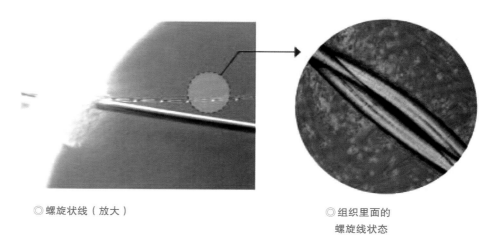

◎ 螺旋状线（放大）　　　　　　　　　　　　◎ 组织里面的
　　　　　　　　　　　　　　　　　　　　　　　螺旋线状态

图 6-10　PDO 线的类型

◎ 现有的埋线提升术中常使
用的各种型号线（平滑线、
螺旋线、锯齿线、串珠线、
喇叭线）

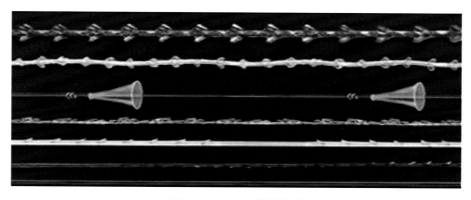

图 6-11　PDO 线的类型

◎ 现有的埋线提升术中常使
用各型号 Misko 的伞状分
叉锯齿线（单股线、双股线、
三股线）

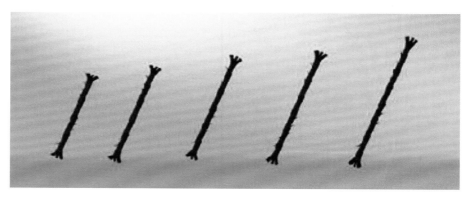

图 6-12　PDO 线的类型

各种针型的对比见图 6-13。

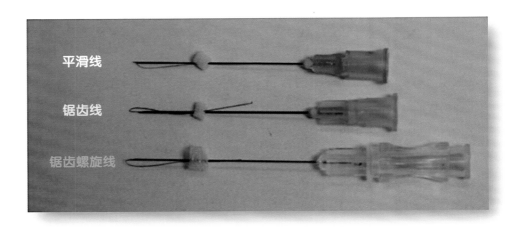

平滑线

锯齿线

锯齿螺旋线

图 6-13　各种针型的对比

PDO 线的构成见图 6-14。

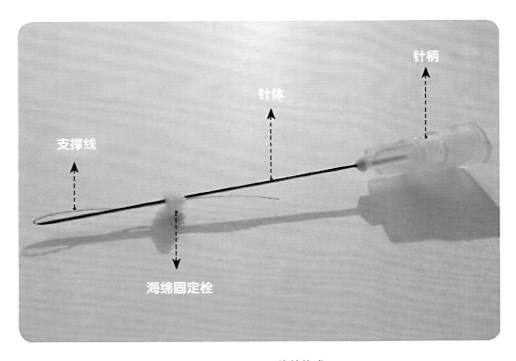

针柄

针体

支撑线

海绵固定栓

图 6-14　PDO 线的构成

■ 术前注意事项

首先，设计的原则是为了将皮肤的线条完美呈现，其过程是从颜面部下端往上注射植入 PDO 线（图 6–15）。

其次掌握皮肤下垂的方向，再决定从哪个方向开始拉提；同时必须考虑到拉提的部位要如何维持（图 6–16）。

注入的 PDO 线数量会随着皮肤的下垂程度、年龄等不同而有所差异；对于严重的皮肤松弛情况，则需要比年轻人注射更多根线的量。

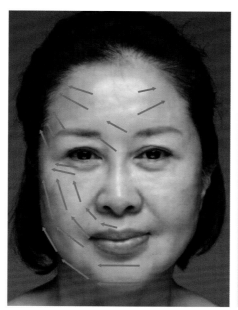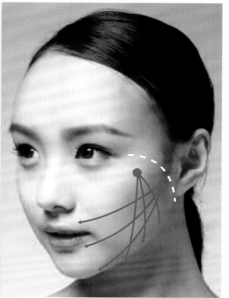

图 6-15　PDO 线的设计原则

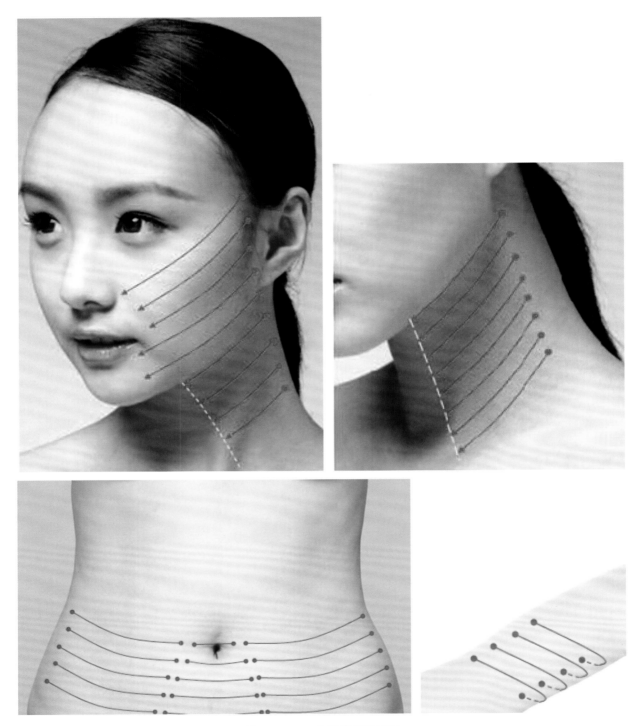

图 6-16　PDO 线的设计原则

设计应用图示

设计应用见图 6-17、图 6-18。

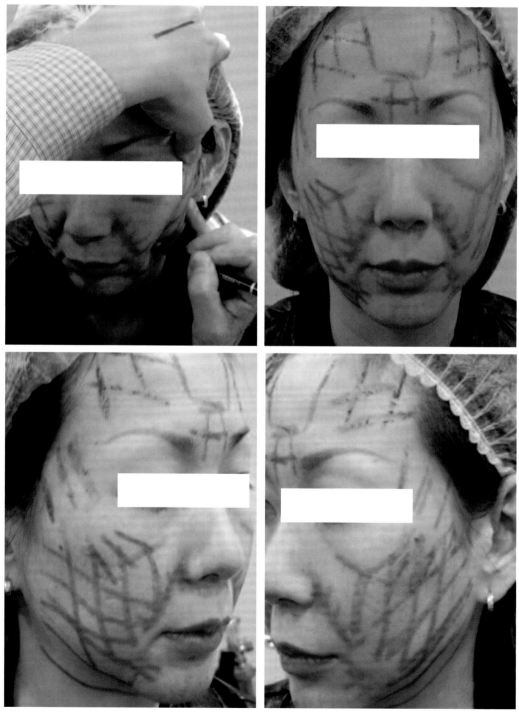

图 6-17　PDO 线的设计应用图

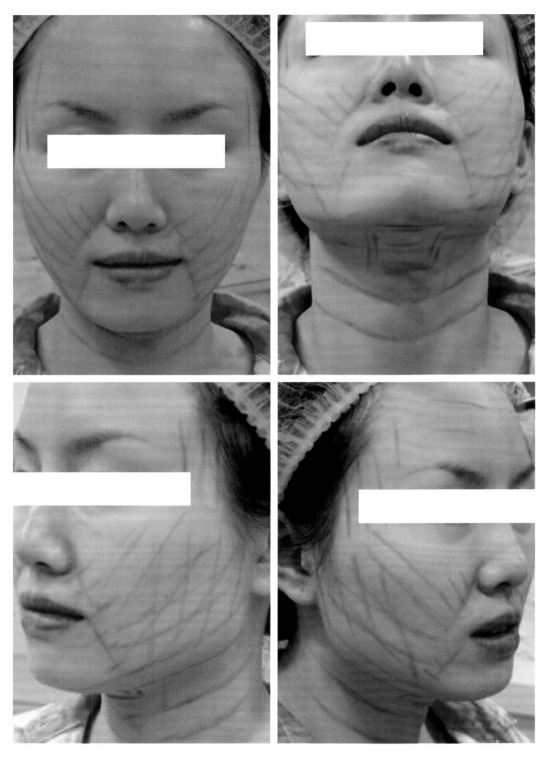

图 6-18　PDO 线的设计应用图

■ 术前准备

埋线注射前先行术前检查、更衣、卸妆、清洁皮肤、拍照、皮肤表面涂敷麻药膏 40 ～ 60min 等准备工作。按图 6-19 设计标记线后常规皮肤消毒、铺巾，并以长的线（Long line）以 15° 角的方向植入皮下层。

每个埋线注射点之间距离 1.0 ～ 2.0cm（根据皮肤老化状况有所不同）。

分步进行支撑性注射式植入，植入的阶段及植入的根数见表 6-1。

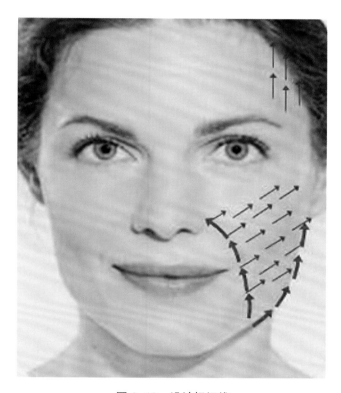

图 6-19　设计标记线

表 6-1　植入的阶段及植入的根数

阶段	数量（根）	阶段	数量（根）
1 阶段	10~12	6 阶段	4~6
2 阶段	15~20	7 阶段	3~5
3 阶段	15~20	8 阶段	3~5
4 阶段	3~5	9 阶段	3~4
5 阶段	16~20		

注：最多 72 ～ 100 根 / 侧。

■ 设计过程图示

设计包括颈下部，面上、中、下部及额头、眼角、眉间、口角等皮肤松弛及皱褶多的部位（图 6-20）。

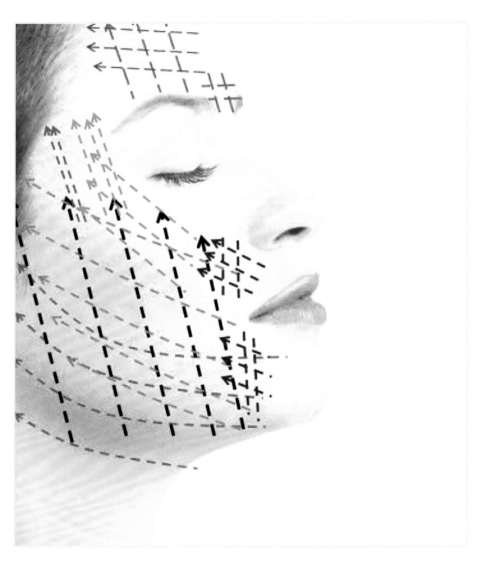

图 6-20　PDO 线设计过程

◎ 1 阶段

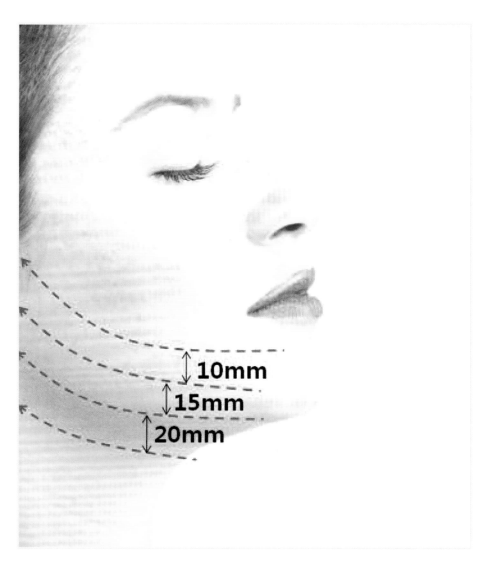

图 6-21　PDO 线设计 1 阶段

1 阶段

　　绘图设计，首先按图 6-21 示从下颌中间部位开始标记至耳垂下方，以此线为中心，在上方间隔 1.0 ~ 2.0cm 分别各描绘 3 ~ 5 条线（单侧）。

◎ 2 阶段

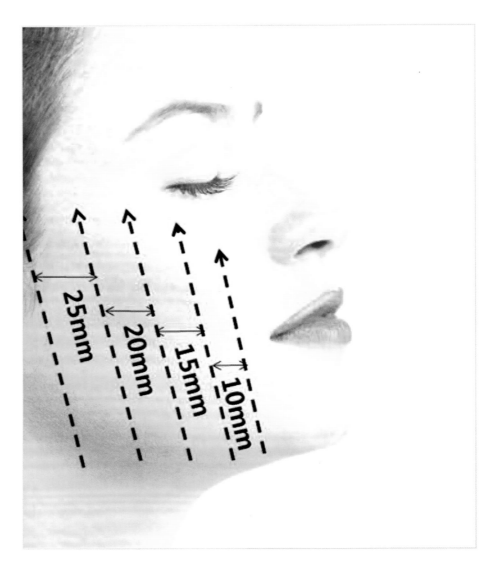

图 6-22 PDO 线设计 2 阶段

2 阶段

按图6-22示在脸颊从下颌缘处往上进行垂直线标记，间隔1.0 ~ 2.0cm
分别各描绘 4 ~ 5 条线（单侧）。

◎ 3 阶段

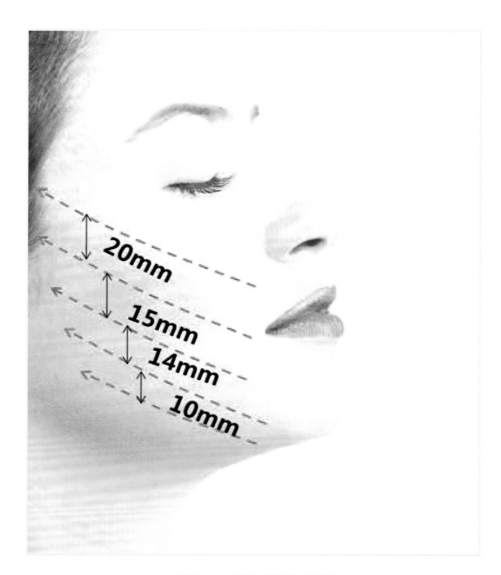

图 6-23　PDO 线设计 3 阶段

3 阶段

　　按图 6-23 示从口角往脸颊、耳屏方向设计标记，间隔 1.0 ~ 2.0cm
分别各描绘 4 ~ 5 条线（单侧）。

◎ 4 阶段

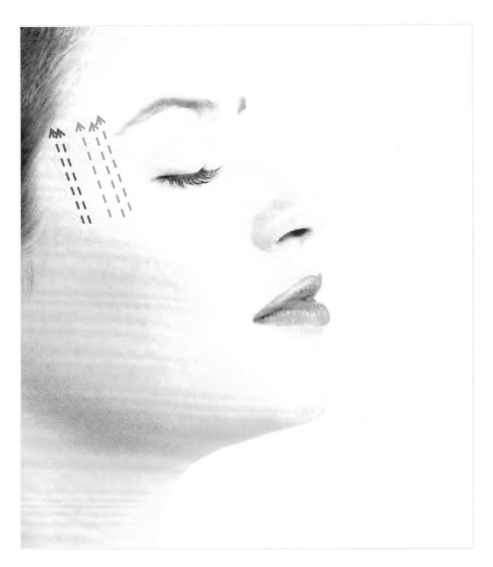

图 6-24　PDO 线设计 4 阶段

4 阶段

　　按图 6-24 示从颧弓部位从下往上标记至颞部，间隔 0.5 ～ 1.0cm 与鱼尾纹的方向交错描绘 4 ～ 5 条线（单侧）。

◎ 5 阶段

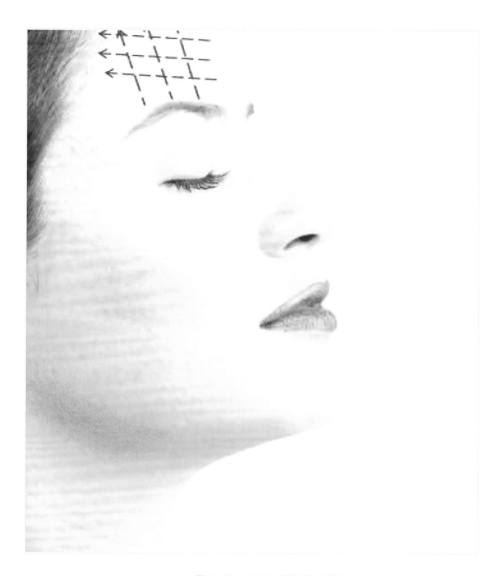

图 6-25　PDO 线设计 5 阶段

5 阶段

　　按图 6-25 示从眉弓骨部位从下往上标记至发际线，间隔 1.0cm 相互交错描绘 3 ~ 6 条线（单侧）。

◎ 6 阶段

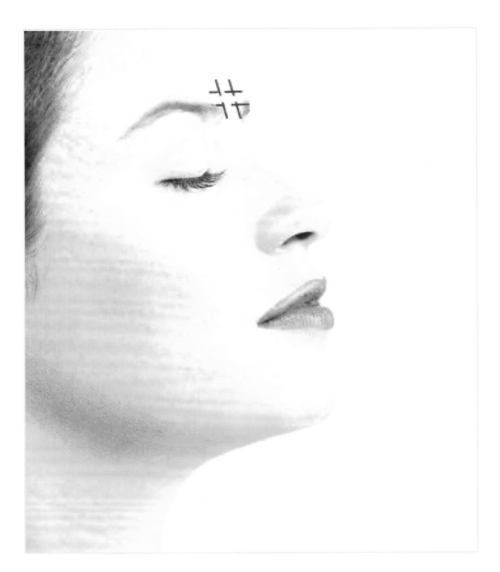

图 6-26　PDO 线设计 6 阶段

6 阶段

　　眉间纹按图 6-26 示在眉间部位以十字方向做标记，间隔 0.5cm 相互交错描绘 2 ~ 4 条线。

◎ 7 阶段

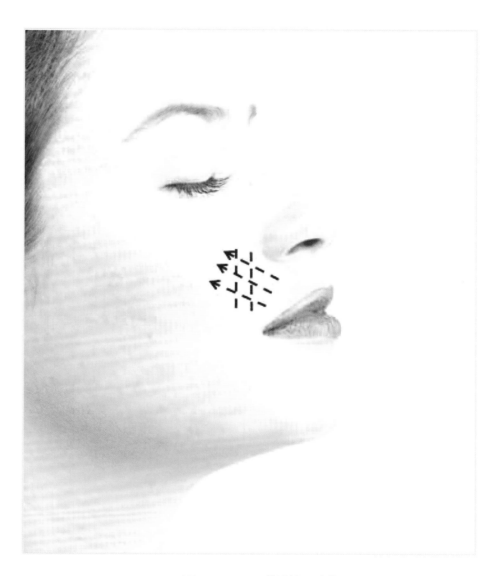

图 6-27　PDO 线设计 7 阶段

7 阶段

　　按图 6-27 示从鼻唇沟处从下往上颧骨部位方向设计标记，间隔 0.5 ~ 1.0cm 分别各描绘 3 ~ 5 条线（单侧）。

◎ 8 阶段

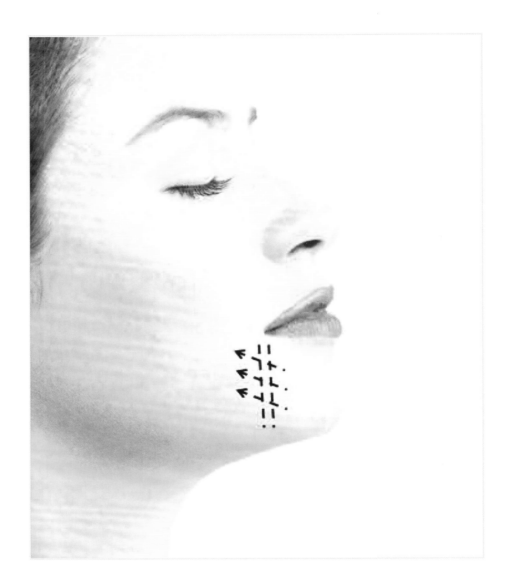

图 6-28 PDO 线设计 8 阶段

8 阶段

　　按图 6-28 示从下口角往脸颊方向设计标记，间隔 0.5 ~ 1.0cm 分别各描绘 3 ~ 5 条线（单侧）。

◎ 9 阶段

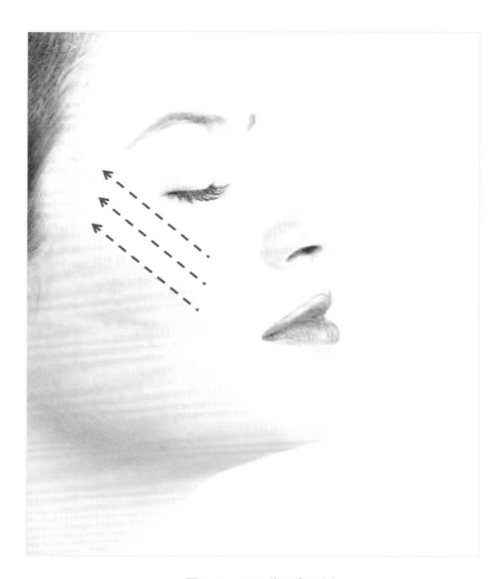

图 6-29　PDO 线设计 9 阶段

9 阶段

　　按图 6-29 示从颧骨部位往颞部方向设计标记，间隔 1.0 ～ 1.5cm 分别描绘 3 条线（单侧）。

不同部位的操作技巧

　　我们可以用 PDO 线改善脸、双下巴、手臂及身体等部位。利用多种方法，因此设计时的方向也变化了（图 6-30 ~ 图 6-35 ）。

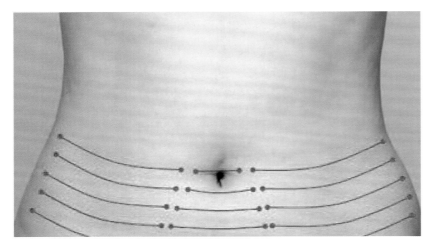

图 6-30　腰部的设计

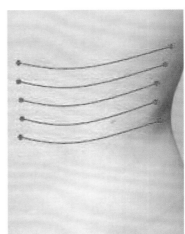

图 6-31　肋下的设计

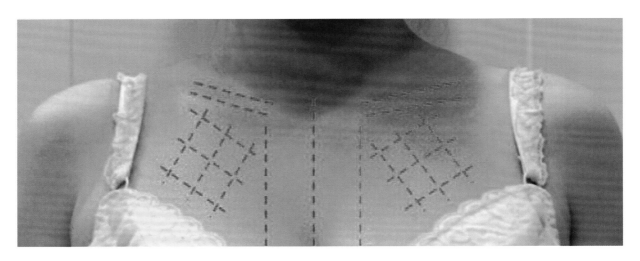

图 6-32　颈下的设计

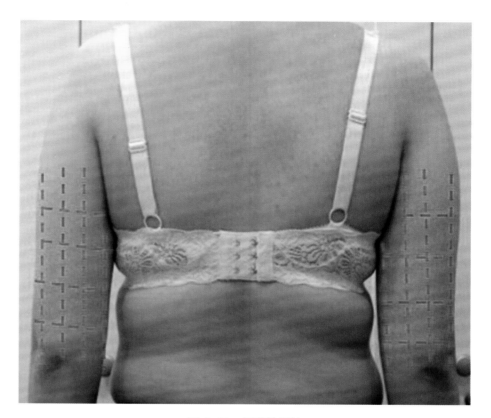

图 6-33　后臂的设计

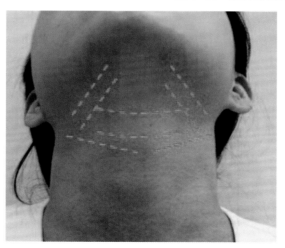

图 6-34　颌下的设计

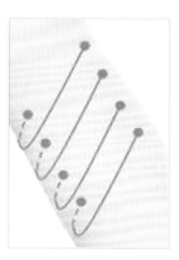

图 6-35　小臂的设计

　　无论是面部、颈部还是腹部，只要皮肤出现妊娠纹或松弛的部位都可以进行改善，因此，手术前设计的方向都不尽相同。

■ 手术操作步骤

术前器械准备（图 6-36）。

（1）支撑型注射器（推进器）、1mL 一次性注射器。

（2）设计笔、尺子。

（3）碘伏、灭菌纱布、灭菌棉签、灭菌手术包。

（4）麻药膏、2% 利多卡因注射液。

（5）灭菌装 PDO 线。

（6）冰凉面膜或冰袋。

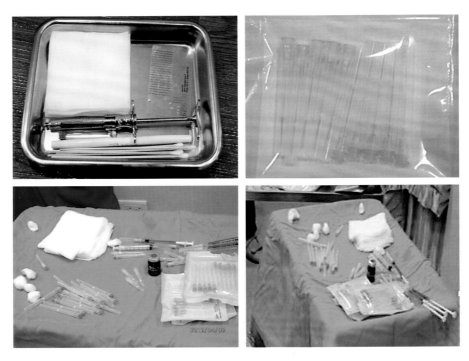

图 6-36　术前器械准备

产品结构和规格（图 6-37）。

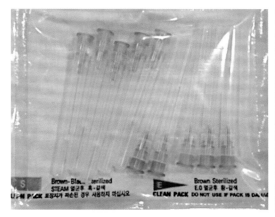

粉红组针：26G, 50mm

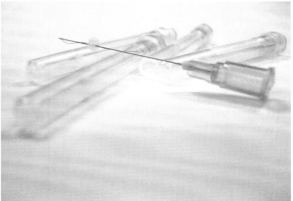

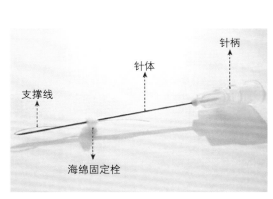

黄色组针：26G, 38mm

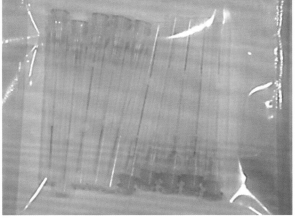

图 6-37　产品结构和规格

设计操作示范

照片：全脸（图 6-38）。

（1）首先检查评估面部皮肤在站立位和平卧位时的皮肤松弛情况。

（2）拍照时要与脸颊、鼻子对齐，端正。

（3）拍照时眼睛水平位凝视前方。

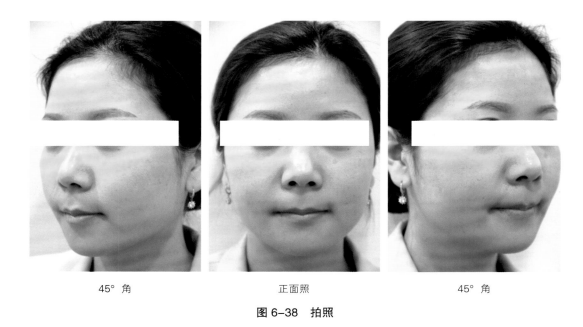

45° 角   正面照   45° 角

图 6-38　拍照

详细检查皮肤的松弛度和弹性状况（图 6-39）；确定皮肤问题区域；确定最佳治疗方案。

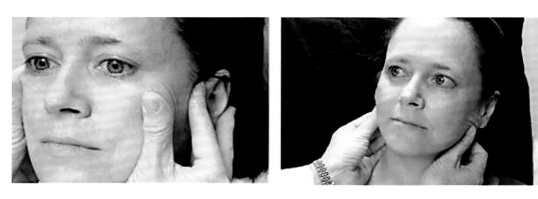

图 6-39　检查皮肤的松弛度和弹性

手术环境的要求：无菌手术包，手术室严格消毒，术区保持无菌操作。

体位：采取仰卧位或坐立位。

麻醉：外涂表面麻醉膏或局部麻醉配合静脉麻醉。

植入方式及层次：与皮肤平行呈 15° 进针，PDO 线植入真皮层下（呈手风琴效果），注意避开面部表浅血管，操作切忌粗暴。

PDO 线规格：灭菌 PDO 线（平滑线 / 锯齿线）。

■ PDO 线真皮层提升术

部位设计

按图 6-40 示从下颌缘正中开始，往额头方向依序设计，之后再依序以眼角、眉间、法令纹为主的下垂部位进行设计。

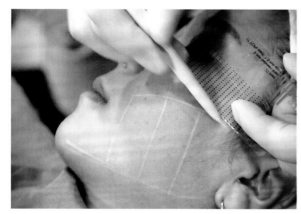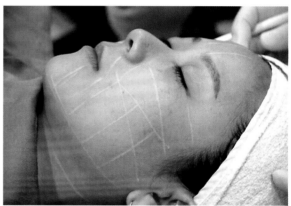

图 6-40　设计

虽然采用了外涂表面麻醉膏进行麻醉，但是因为对疼痛比较敏感的受术者怕痛，可用利多卡因注射液进行局部神经阻滞麻醉或静脉麻醉（图6-41）。

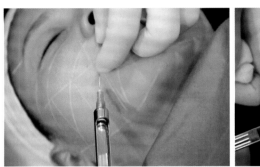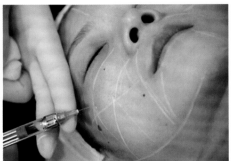

图 6-41　麻醉

1 阶段

提升下颌缘（图6-42）。

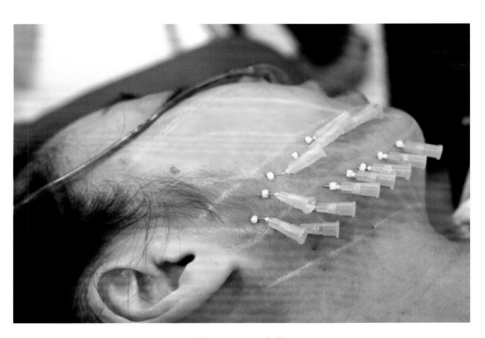

图 6-42　1 阶段

2 阶段

提升面颊部（图 6–43）。

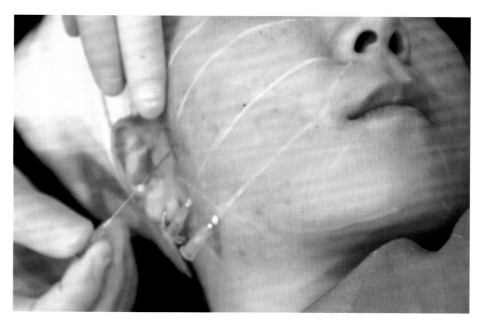

图 6–43　2 阶段

3 阶段

提升面颊部（图 6–44）。

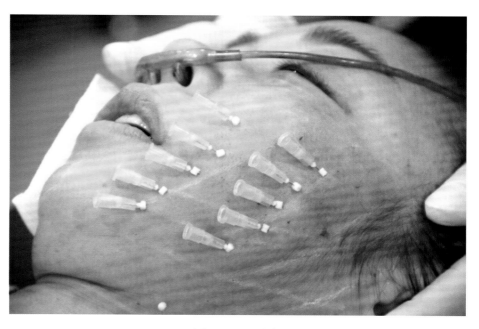

图 6–44　3 阶段

4 阶段

提升外眼角（图 6-45）。

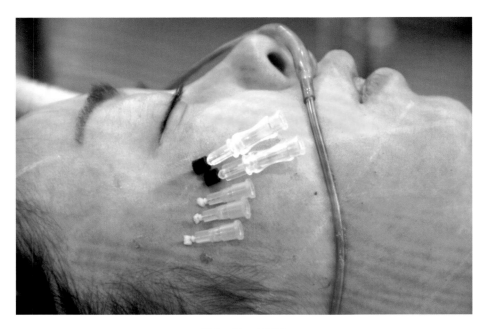

图 6-45　4 阶段

5 阶段

提升额部及眉弓（图 6-46）。

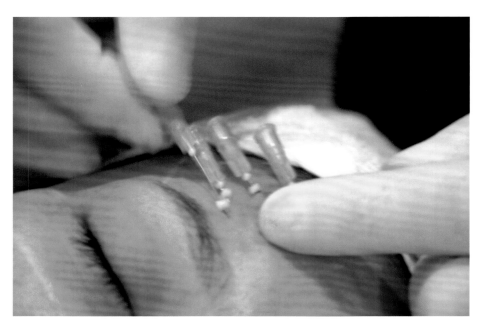

图 6-46　5 阶段

6 阶段

提升眉间部（图 6-47）。

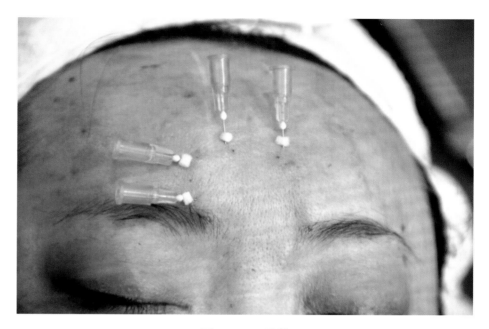

图 6-47　6 阶段

7 阶段

提升法令纹（图 6-48）。

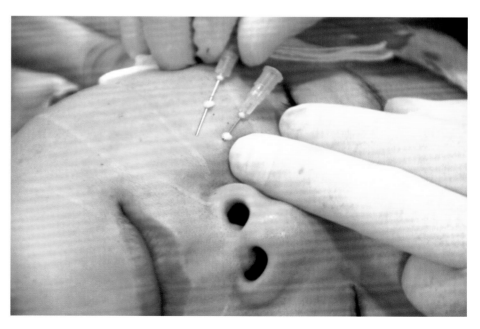

图 6-48　7 阶段

8 阶段

提升口周部（图 6-49）。

9 阶段

提升外眼角及颧部（图 6-50）。

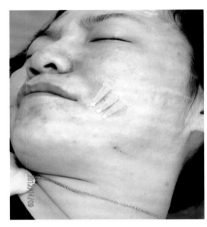 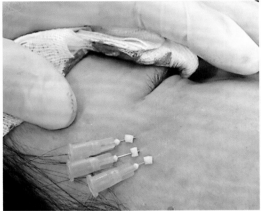

图 6-49 8 阶段   图 6-50 9 阶段

10 阶段

提升下颌部（图 6-51 ）。

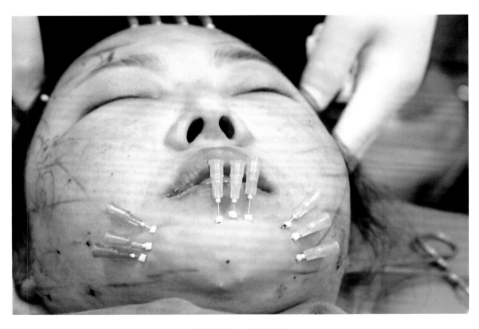

图 6-51 10 阶段

其他部位的操作演示（图 6-52~ 图 6-59）。

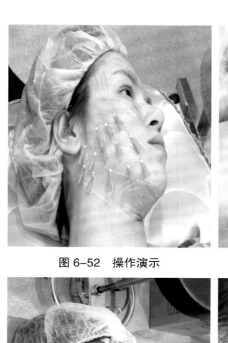

图 6-52　操作演示

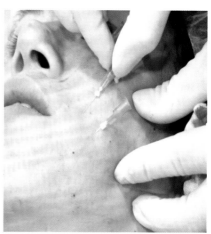

图 6-53　操作演示

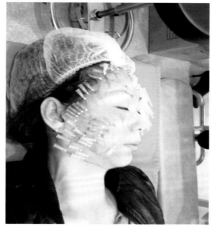

图 6-54　操作演示

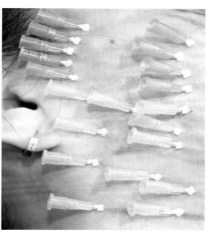

图 6-55　操作演示

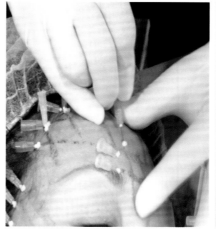

图 6-56　操作演示

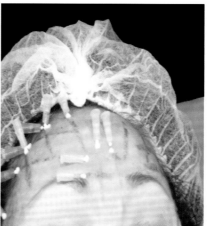

图 6-57　操作演示

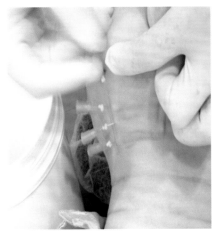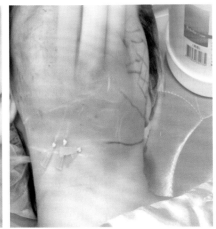

图 6-58　操作演示　　　　　　　图 6-59　操作演示

■ PDO 线 SMAS 层提升术

部位设计及手术示意图见图 6-60。

◎ 设计手术方案，标记埋线位置。消毒并局部浸润麻醉。

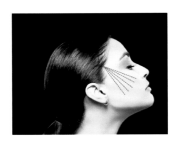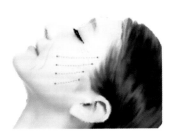

◎ 沿标记线刺入导引针，达到 SMAS 层既定位置。植入 PDO 线后拔出导引针。

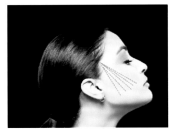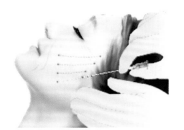

◎ 轻拉 PDO 线末端，使松弛的皮肤达到满意的提升效果，贴紧皮肤表面将外露的 PDO 线端剪掉。

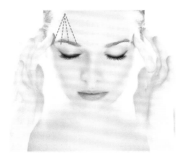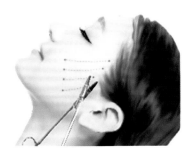

图 6-60　部位设计及手术示意图

（1）面部术前评估及设计画线（图 6-61、图 6-62）。

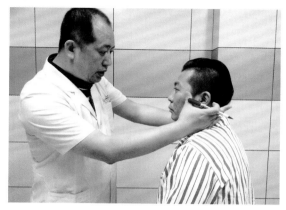

图 6-61　术前评估

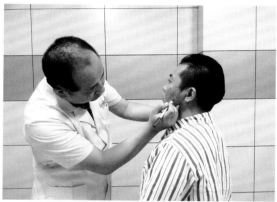

图 6-63　设计画线

（2）拍照及做好术前相关检查后，开始术前术区皮肤消毒（图 6-63）。

（3）采取仰卧位局部麻醉（图 6-64）。

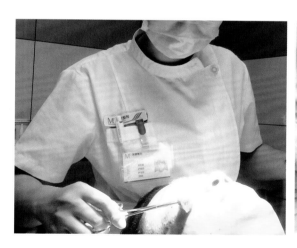

图 6-63　消毒

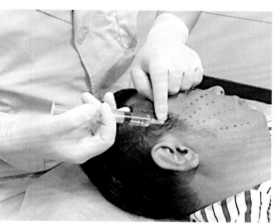

图 6-64　麻醉

（4）进针点锐针开孔（图 6-65）。

（5）按设计依次布线（可掐捏住皮肤进针至皮下 SMAS 浅筋膜层，图 6-66）。

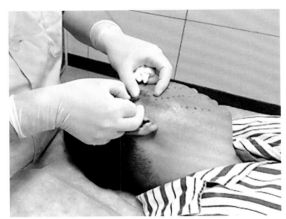

图 6-65　锐针开孔

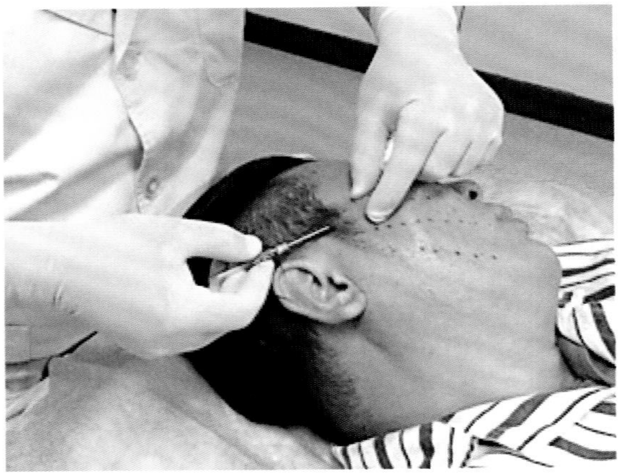

图 6-66　依次布线

（6）按压住锯齿线顶端之后拔出针体，将锯齿线留入 SMAS 层内（图 6-67）。

（7）提拉皮肤及线体后剪线（图 6-68）。

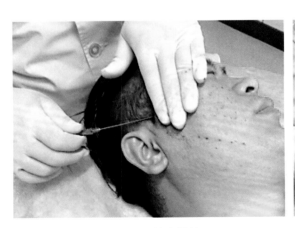
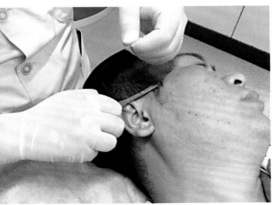

图 6-67　拔出针体

图 6-68　提拉皮肤及线体后剪线

■ 效果对比图

PDO 线植入效果对比图，见图 6-69 ~ 图 6-85。

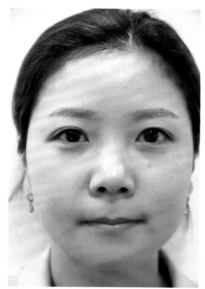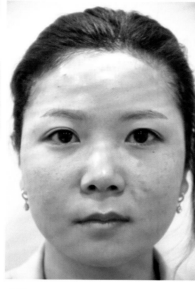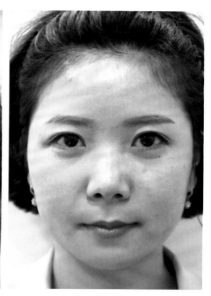

术前　　　　　　　　　　　术后　　　　　　　　　　　术后 7 天

图 6-69　PDO 线植入前后对比

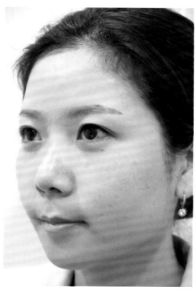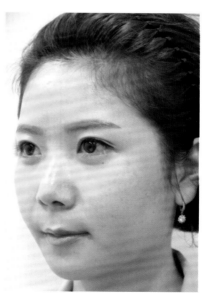

术前　　　　　　　　　　　7 天后

图 6-70　PDO 线植入前后对比

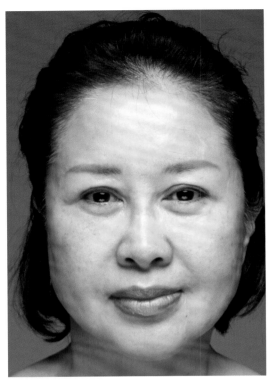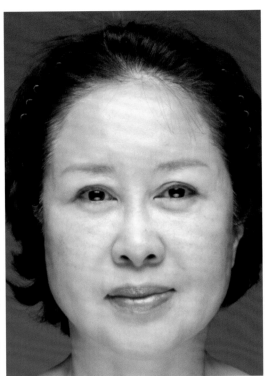

术前   术后

图 6-71   PDO 线植入前后对比

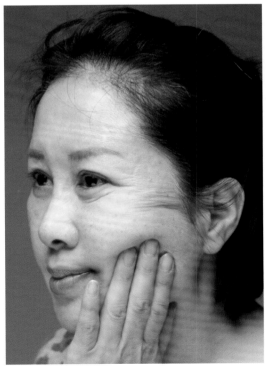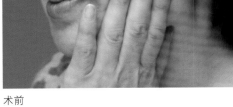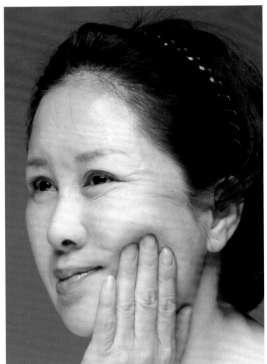

术前   术后

图 6-72   PDO 线植入前后对比

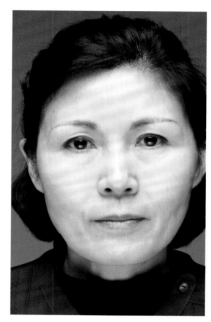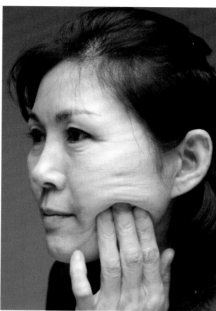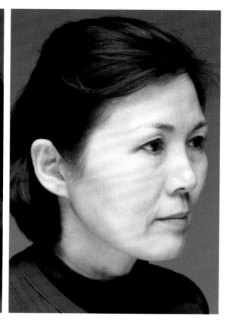

术前

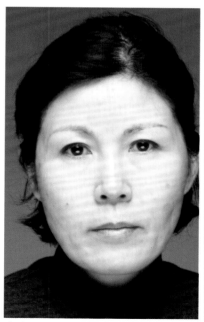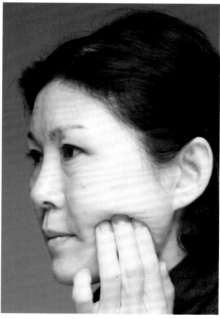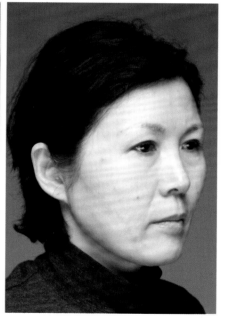

术后

图 6-73　PDO 线植入前后对比

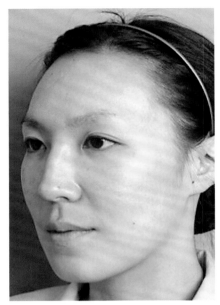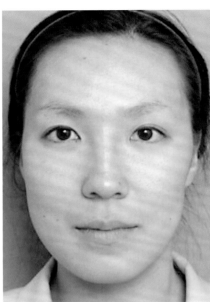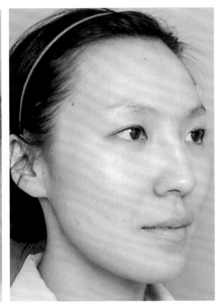

术前

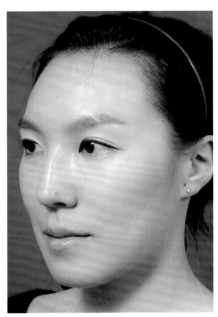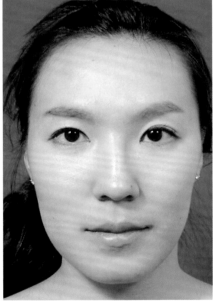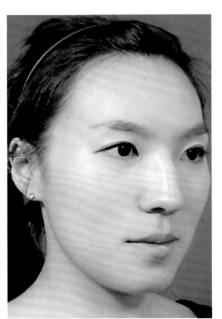

术后

图 6-74　PDO 线植入前后对比

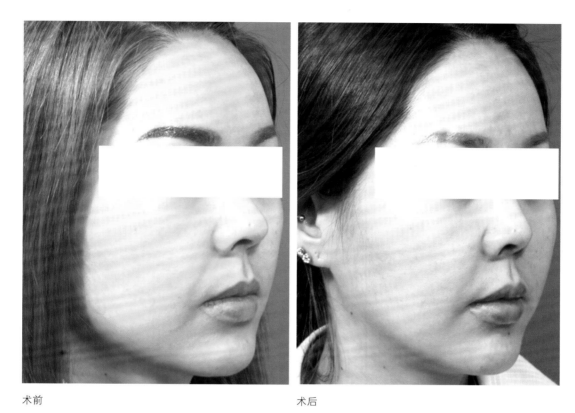

术前　　　　　　　　　　　　　　　　术后

图 6-75　PDO 线植入前后对比

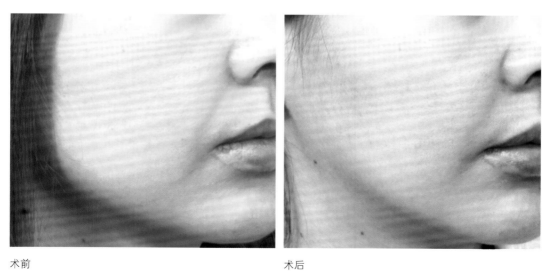

术前　　　　　　　　　　　　　　　　术后

图 6-76　PDO 线植入前后对比

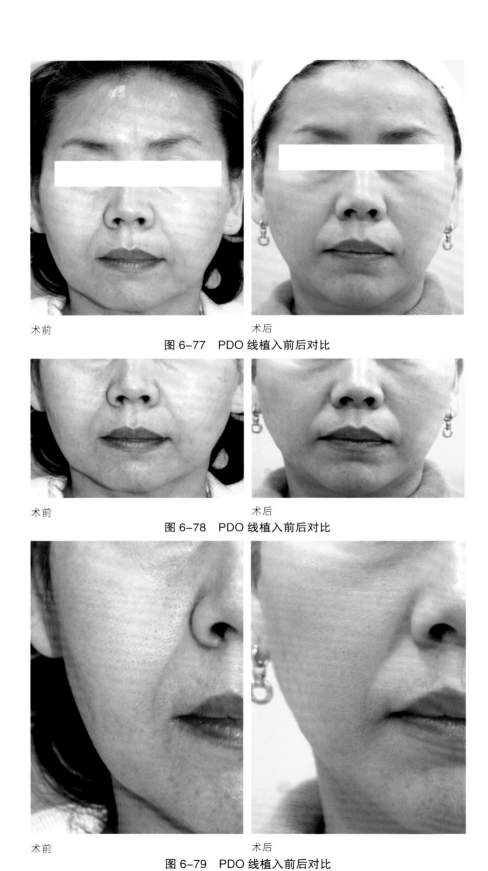

术前　　　　　　　　　　　　　　术后
图 6-77　PDO 线植入前后对比

术前　　　　　　　　　　　　　　术后
图 6-78　PDO 线植入前后对比

术前　　　　　　　　　　　　　　术后
图 6-79　PDO 线植入前后对比

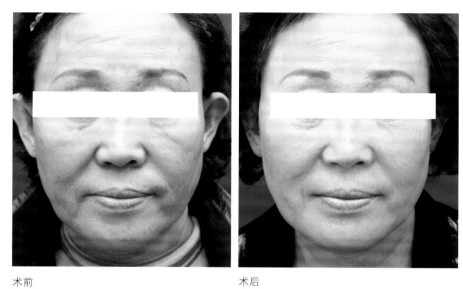

术前　　　　　　　　　　　　　　　　术后

图 6-80　PDO 线植入前后对比

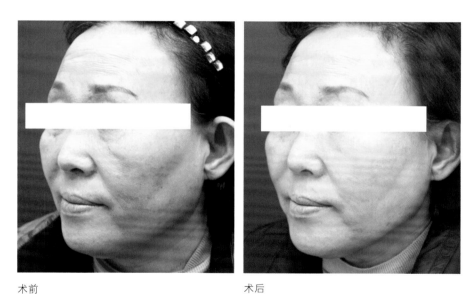

术前　　　　　　　　　　　　　　　　术后

图 6-81　PDO 线植入前后对比

妊娠纹

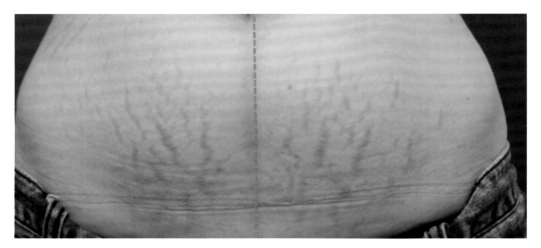

术前

图 6-82　PDO 线植入前的妊娠纹

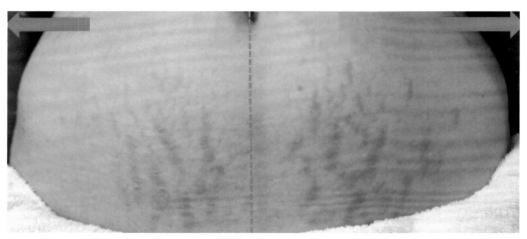

PDO 线植入术后　　　　　　　　　　　　一般磨削或射频术后

图 6-83　几种治疗方法的对比

在妊娠纹的治疗技术上，从图 6-83 的 PDO 埋线术与一般射频治疗对比图中可以看到，其埋线之后刺激机体产生的胶原蛋白与再生能力和提升效果显著，让治疗后的效果更加完美。

颈纹

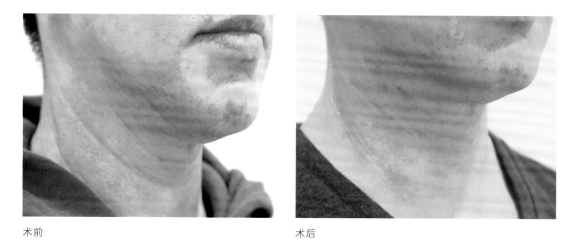

术前　　　　　　　　　　　术后

图 6-84　PDO 线植入前后对比

下颌

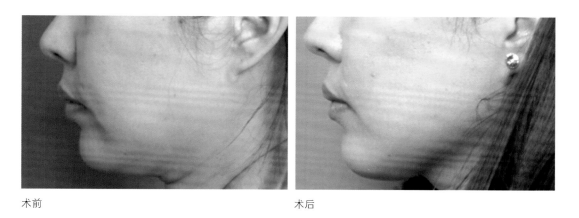

术前　　　　　　　　　　　术后

图 6-85　PDO 线植入前后对比

■ 影响 PDO 线提升的因素

（1）可吸收线半永久性的影响。

（2）线的规格大小及植入数量的影响。

（3）植入线的层次影响（过深／过浅）。

（4）皮肤松弛度的影响。

（5）皮肤脂肪肌肉组织肥厚的影响。

（6）术后护理及保养的影响。

■ 效果维持时间

（1）PDO 平滑线的效果会持续 6 个月至 1 年。

（2）PDO 锯齿线的效果会持续长达 1~2 年。

（3）PDO 线提升可以重复操作，安全有效。

（4）联合玻尿酸、A 型肉毒素及激光美容仪器等使用效果更佳。

■ 术前注意事项及禁忌证

（1）10 天内避免口服阿司匹林、维生素 E 和活血化瘀类的药物。

（2）3 天之内禁止饮酒。

（3）年龄较大者皮肤过于松弛和不能耐受手术者慎做手术。

（4）术区局部有炎症感染或感冒者慎做手术。

（5）有心、脑血管疾病及糖尿病者慎做手术。

（6）有瘢痕增生体质者慎做手术。

（7）有精神异常者慎做手术。

（8）避开月经期。

（9）哺乳期及孕妇慎做手术。

■ 术后注意事项

（1）术后 24 小时内伤口禁止沾水。

（2）术后可以口服或静脉注射抗生素 3 ～ 5 日。

（3）术后可能会产生瘀青或肿胀，但可马上恢复正常生活。建议 48h 内可以适当冰敷，48h 后可以适当热敷，但要避免过度冰敷或热敷导致的冻伤或烫伤。

（4）术后 3 ～ 5 日请勿做大力的颜面部咀嚼运动或大力按摩。

（5）术后 1 周内禁止刷牙，建议用威露士漱口水，防止因刷牙摩擦导致的疼痛而加剧肿胀。

（6）术后 1 ~ 2 周内，请勿游泳或做汗蒸、桑拿，同时避免剧烈运动。

（7）术后可以口服有助于皮肤胶原蛋白增长的维生素 C、维生素 E 或外用喷涂生长因子，可促进伤口愈合效果。

（8）连续 5 日早晚冰敷医用（无菌）保湿补水修复面膜，可减轻水肿及瘀青情况，还可涂抹在皮肤上，可使皮肤保持充足养分。

（9）术后 3 日可口服活血化瘀类药物，比如：藏红花、云南白药、三七粉等药物，以促进改善水肿及瘀青情况。

（10）必要时面部行加压包扎 1 周或佩戴弹力套 2 周。

■ 并发症的预防及诊治

（1）瘀青：局麻时加入 1 ：20 万肾上腺素注射液可有效收缩血管，减少出血及瘀青的发生，还可延长局麻作用时间；术后即刻冰敷及压迫出血点可有效减少瘀青的发生（图 6-86、图 6-87）。

（2）表情僵硬 / 紧绷感：早期属正常现象，一般 2 ~ 4 周紧绷感可逐渐改善适应；术中提升力度不要太强，3 ~ 4 分力度即可。

（3）水肿：注射肿胀液不可过多，以免影响埋线提升术时的判断。肿胀液以局麻后基本无痛为准。

（4）血肿（图 6-88）：操作切忌粗暴，使用钝针穿刺可有效避免损伤血管和神经，术后加压包扎处理。可在术前肌肉注射巴曲酶（立止血）。

（5）疼痛：术后术区疼痛可配合冰敷、口服芬必得或塞肛门药双氯芬酸钠栓，可有效缓解。

（6）提升不对称：认真做好术前评估及画线设计，左右脸皮肤松弛情况不一者，埋线提升力度应适当，调整左右脸到相对对称状态（坐立位）。

（7）线体脱落或外露（图 6-89）：线体从口腔内外露或者脱落多是由于埋线层次过深导致的，线体从皮肤表面外露或者脱落多是由于埋线层次过浅、异物排斥反应和线体本身抓持吸附不牢固导致的。若单根线体完全脱落者，局部术区无炎症者可行补充埋线植入；若单根线体只是外露无感染者，局部皮肤消毒后用剪刀将外露线体剪除即可。皮肤针眼处可涂红霉素软膏预防感染治疗，口内有创伤者建议 1 周内禁止刷牙，饮食清淡，保持口腔卫生，使用威露士漱口液或含漱 0.9% 氯化钠稀释的碘伏溶液预防感染治疗。

（8）提升区域软组织凹陷：导引针穿刺组织层次不可过深，牵拉力度不可太强大；轻度凹陷时配合面部按摩 2~4 周可缓解，中重度凹陷时需将线体取出重新补充埋线植入。

（9）提升区域软组织凸起（图 6-90~ 图 6-93）：导引针穿刺组织层次不可过浅，取出线体重新补充植入。

（10）色素沉着：穿刺点选择在发际线及皮肤隐蔽处，穿刺时避开肉眼可见的表浅血管。可涂抹疤克、康瑞宝、喜辽妥，口服妥塞敏等药物及激光等治疗方式改善。

（11）异物感： 2~4 周可缓解，无须处理。

（12）伤口感染：取出线体，清创伤口，给予加压包扎和使用静脉注射抗生素治疗。

（13）外伤性腮腺瘘：腮腺导管损伤易发生在腺体段、咀嚼肌段、颊肌段。据面颊局部肿胀、疼痛（伴进食加重）、流涎、腮腺导管口肿大有涎液溢出、触摸局部有波动感、配合 B 超检查及导管内注入亚甲蓝可从瘘口溢出等症状即可确诊。转入口腔颌面外科治疗。

（14）面部神经感觉缺失或减退：一般 2~4 周逐渐恢复，可以配合面部按摩及口服营养神经类的药物治疗。

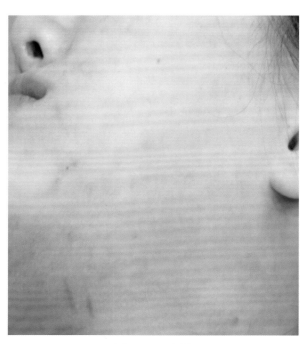

图 6-86　瘀青

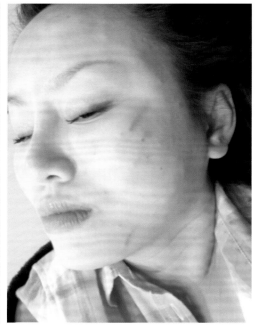

图 6-87　瘀青

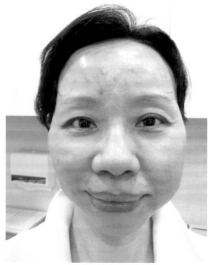

图 6-88　血肿

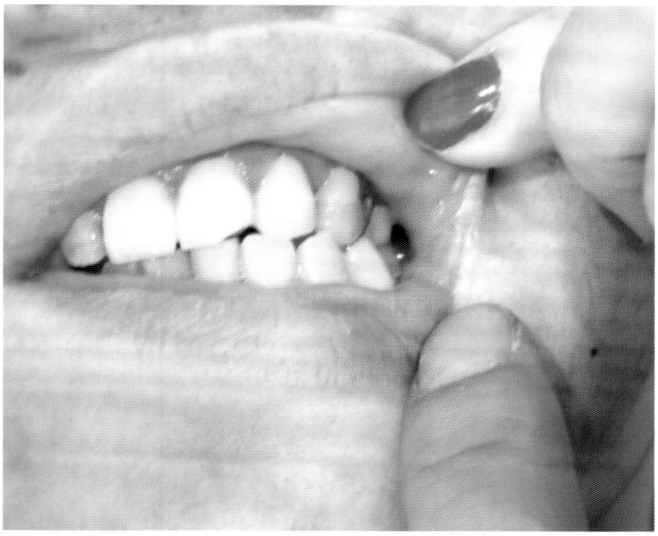

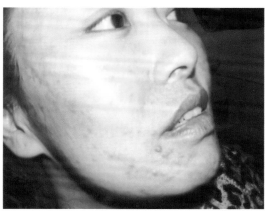

图 6-89　线体外露

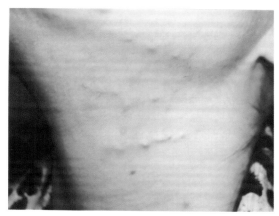

图 6-90　软组织凸起

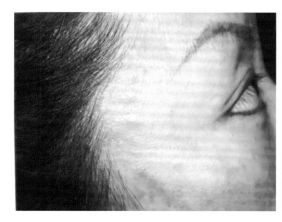

图 6-91　软组织凸起

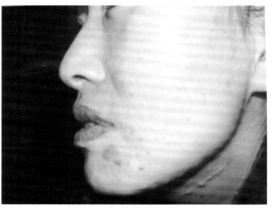

图 6-92　软组织凸起

图 6-93　软组织凸起

操作技巧

采取坐立位或仰卧位操作。PDO 线真皮层提升术主要用于轻度的皮肤松弛及紧致治疗，故使用导引锐针穿刺层次更加精准，需要配合涂表面麻醉药或局部注射麻醉。PDO 线 SMAS 层提升术主要用于中重度皮肤松弛的治疗（极重度除外），因为 SMAS 层内富含神经及血管，故使用导引钝针穿刺可有效降低损伤面神经及血管的风险。

PDO 线提升术后配合肉毒素注射下颌缘及降口角肌后会增加提升的效果。采取沿着下颌缘左右两侧皮丘式注射肉毒素各 5~8 单位，降口角肌左右两侧注射肉毒素各 2 单位即可，并嘱 1 周内禁止用力按摩以防止肉毒素弥散。

点评

熟悉、掌握解剖层次，术前良好沟通及评估，确定诊疗方案，术中切忌操作粗暴，术后良好的护理，这些是手术成功的关键所在。

Misko 埋线隆鼻技术

概述

注：为充实本书内容，本章节内容节选自曹思佳所著的《微整形注射美容》（第二版）的原始手稿，该书将于2015年12月进行第二版修订，将在第一版的基础上增加约30%的新内容，拟于2016年底出版发行，敬请期待。

本章版权归曹思佳医师所有。

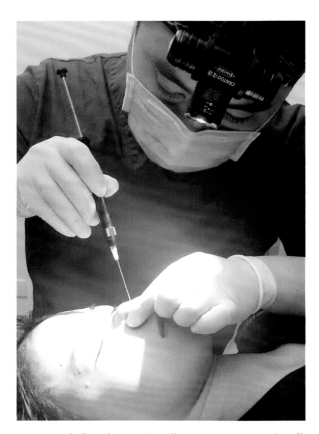

图 7-1　本章作者于深圳贝漾美天医疗美容医院示范 Misko 埋线隆鼻

Misko 埋线隆鼻技术是用特殊的 PDO 锯齿线来做支架，并结合玻尿酸注射的新概念微整形隆鼻方法（图 7-1）。

所谓 MIS 是指微创手术（Minimally Invasive Surgery），强调没有疤痕、没有手术切口；KO 是韩文鼻子的意思。

也有一些机构将其称为 4D 隆鼻术，是指除了传统隆鼻手术可以针对"点、线、面"立体 3D（Three –Dimensional Space）鼻形矫正外，再加上英文 Delicate，意为修饰成精美、玲珑、细致及秀气的完美鼻形。

　　Misko 隆鼻既不同于传统的侧切口假体隆鼻术，也不同于普通的玻尿酸注射，而是使用特制的推进器，使用专用的 PDO 锯齿线，以注射的形式将线植入到鼻小柱和（或）鼻背甚至鼻翼中去，形成线性支架，得到额外的支撑力，可以改变鼻部各角度，鼻梁、鼻尖高度、鼻尖长度等，使各个部位按想要的样子达到最理想的定型效果，再用玻尿酸进行填充塑形，使其外观更为流畅。

效果维持时间

　　Misko 隆鼻常以可吸收材料（PDO）制成的锯齿线为框架，在体内的存留时间为 6 ~ 8 个月（注：即使是同样的材料制成的线，也会因线的粗细、植入的数量、植入的部位、个人体质的内环境以及季节温差等外环境的不同，而致吸收速度不一，因此很难给出一个确切的数值），用于配合填充的材料多为玻尿酸，因此其维持时间较短，不超过 1 年。

　　由图 7-2 可见，Misko 埋线隆鼻技术的维持时间基本与玻尿酸维持时间相当，若在 4 ~ 6 个月之间补充治疗 1 次，则效果更为满意，维持时间也会大大增加。

　　这是因为约半年时间，残留的线（玻尿酸亦是如此）所能起到的支撑作用已是相当微弱，但终究是有胜于无，便如同一个考 30 分的学生，看似可怜的分数不足挂齿，若通过补课，提高了 60 分，就达到了 90 分的满意效果，而若原基础是 0 分，再加 60 分也不过是勉强及格。

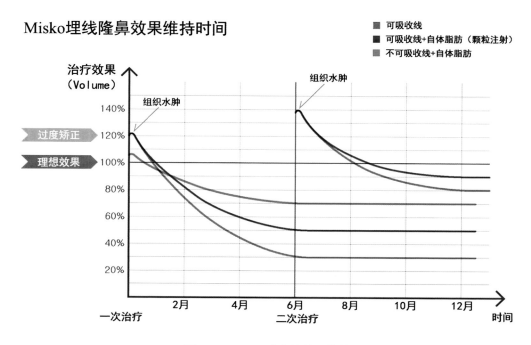

图 7-2　Misko 隆鼻的效果维持时间

在韩国，有一些医生使用不可吸收线配合自体脂肪的填充，甚至是用脂肪干细胞填充来进行操作，鉴于不可吸收的材料的特定风险，本着安全第一的原则，作者更建议使用可吸收的材料进行操作。

存在的争议

作为一个新项目，难免会引起多方面的争议。

国内有些专家对 Misko 隆鼻给予否定态度，认为其并发症太多，效果持续时间并不长久，既不及传统全鼻整形手术的效果持久，亦不及玻尿酸注射隆鼻方便、快捷、安全，纯属鸡肋。

可若从另一个角度来看，患者以接受玻尿酸注射的心态，却可额外达到接近于大手术才能达到的外形效果，她们并不要求维持效果持久，只求迅速恢复，不影响日常生活与工作，这种情况下，Misko 隆鼻技术还是非常值得推广的。

作者认为，凡事没有绝对的好与坏，任何技术都有其优缺点，都存在难以避免的风险，风险往往与效果成正比，事实上传统的全鼻整形手术的风险和手术操作难度均远在 Misko 隆鼻之上，却很少有人对这些传统手术提出异议。

对于一项新技术，若开始便墨守成规，存有怀疑之心，不乐意接受，那新技术就永远不可能发展，相反，在接受的基础上再带有怀疑的态度，不断地发现问题，进一步改良，才能不断地前进。

适宜人群

（1）希望改善鼻型，尤其是朝天鼻、鹰勾鼻、鼻翼过大等单纯使用玻尿酸注射效果不佳者；

（2）希望立即见效，恢复时间快，没有耐心或缺乏时间等待手术恢复者；

（3）对传统手术心存畏惧者；

（4）不愿意接受假体材料者；

（5）已做过隆鼻手术，效果不满意，取出假体后留有心理及肉体双重创伤者。

禁忌人群

（1）术前体检，有传染性疾病或鼻部炎症以及其他严重器质性疾病等；

（2）患有高血压和糖尿病的患者慎重手术；

（3）术前半个月禁口服抗凝血药物，凝血功能异常者慎做手术；

（4）女性应尽量避开月经期；

（5）其他不适合做微整形的人群。

原理

如果将寻常的玻尿酸注射当成是水泥的填充与定型，那么 Misko 埋线隆鼻技术即可看成是钢筋混凝土了（图 7-3）。

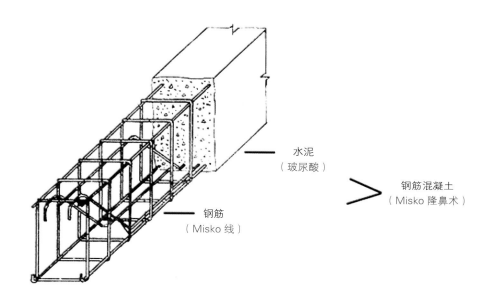

图 7-3　Misko 的原理如同钢筋混凝土

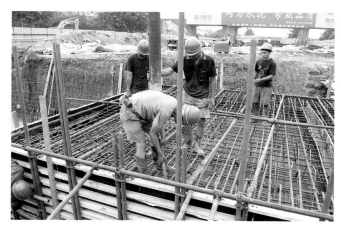

图 7-4　搭建钢筋框架

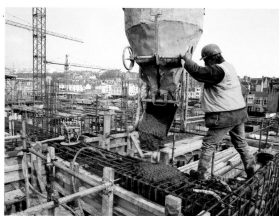

图 7-5　浇灌混凝土

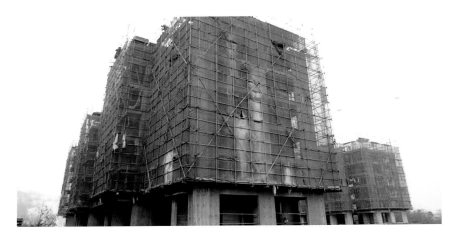

图 7-6　大楼拔地而起

　　众所周知，单纯的水泥很难堆砌太高，至少也得等底层固化坚硬后，方可一层层堆砌，逐渐加高，最大高度极其有限，而若使用钢筋先将框架搭好，再用水泥浇灌，则高楼大厦便拔地而起了（图 7-4 ~ 图 7-6）。

与传统隆鼻术的优缺点对比

表 7-1　几种隆鼻方法的对比

	Misko 埋线隆鼻术	玻尿酸填充	传统手术
手术时间	10 ~ 30min	5 ~ 10min	0.5 ~ 1h 或更久
手术方法	埋线注射	直接注射	手术切开
手术痕迹	几乎无	无	有
鼻形分区 & 改善程度	鼻尖：能改善 鼻背及鼻根：能改善 朝天鼻：能改善 短鼻：能稍拉长 鼻翼：能稍改善	鼻尖：轻微改善 鼻背及鼻根：能改善 朝天鼻：几乎不可能 短鼻：几乎不可能 鼻翼：轻微改善	鼻尖：能改善 鼻背：能改善 朝天鼻：能改善 短鼻：能改善 鼻翼：能改善 （改善越多，创伤越大，风险越高）
麻醉	局麻	无须麻醉或表面涂抹局麻药软膏	根据不同术式选择局麻或全麻
术中风险	低	低	相对较高，与术式复杂程度及麻醉方式有关
术后肿胀	轻	轻	较重
术后护理	简单	简单	术后多次护理换药
可重复性	可多次注射补充	可多次注射补充	每次操作均会增加瘢痕
不满意时处理	拆线并溶解玻尿酸	待其自行吸收或溶解	再次手术
维持时间	半永久（0.5 ~ 1.5 年）或永久	由选用的材料时间而定，维持时间越长的材料风险越大	永久性

　　任何技术都非万能，各有其优缺点（表 7-1），优秀的医生不应拘泥于某种特定的方法，而应根据患者的不同基础条件和不同的需求，合理地使用各项技术，将各项技术的优点发挥至最大，风险降低至最小。

专用器械的使用

　　Misko 隆鼻技术所使用的材料已获韩国发明专利（韩国专利注册号：第 0961921），分为推进器与 Misko 线（内置于针头中）两部分。

Misko 线

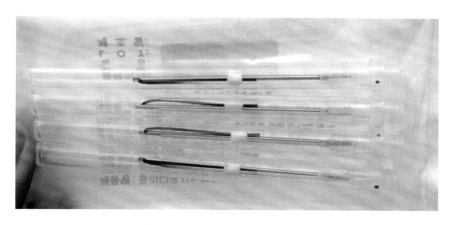

图 7-7　第一代 Misko 线，无须推进器直接使用

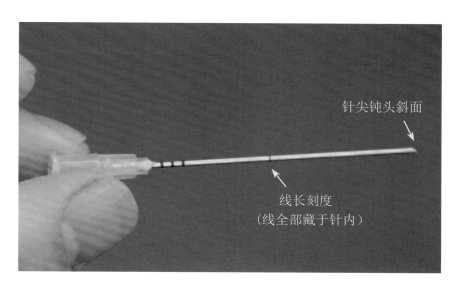

图 7-8　第二代 Misko 线的针头，线内置于针内部（图为使用过后的中空针管），
需配合推进器使用

　　第一代 Misko 线（图 7-7、图 7-9A）更接近于平时我们使用的普通 PDO 线，一半线带锯齿，收藏于针管中，另一半线露于针管外，使用时直接将针头扎入，拔出针头后线即可留于植入部位。

　　第一代产品的缺点是进针针孔较粗大（一半线在外，即为双股，较单股粗），更明显的缺点是一旦进针失误，角度不对，则无回旋余地，只能取出，由于倒钩牵拉组织，取线亦是非常不便，需用旋转手法小心操作，若强行取出对组织造成的创伤颇大。

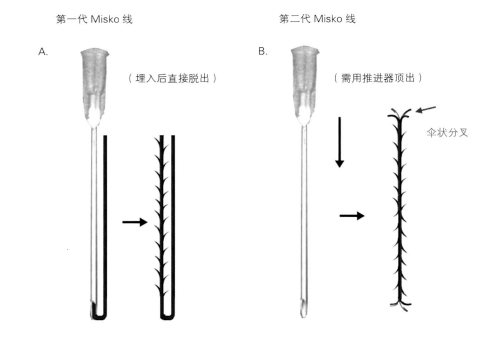

图 7-9　两代 Misko 线

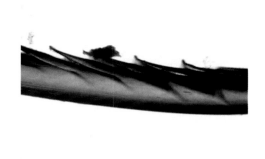
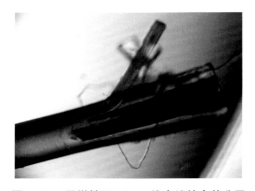

图 7-10　显微镜下 Misko 线上的倒钩　　　　图 7-11　显微镜下 Misko 线末端的伞状分叉

第二代 Misko 线（图 7–8、图 7–9B），将整根锯齿线埋于针管内（图 7–8、图 7–9），需使用特制的推进器（图 7–12）将线推出，相比第一代产品，操作更为灵活，再不必担心进针点位不正确而引起的取线困难，因为只要不推动推进器，线仍然在针管中，不会对组织进行钩挂损伤。由于线是单股的，进针点创伤也更小，线上的倒钩改良成了双向倒钩，对组织的钩挂能力成倍增强。并且对线的两端进行了改进，形成了伞状分叉结构（图 7–9B、图 7–10、图 7–11），支撑面积更大，支撑力更强、更稳定，也减少了线头顶穿皮肤的概率。

推进器

Misko 推进器为注射器样外观的钢管结构，内为顶针及弹簧等结构，按动手柄即可见顶针出来（图 7–12、图 7–13）。当与针头连接后，按动手柄即可将内置的 Misko 线顶出（图 7–14、图 7–15）。

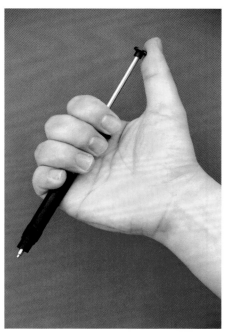 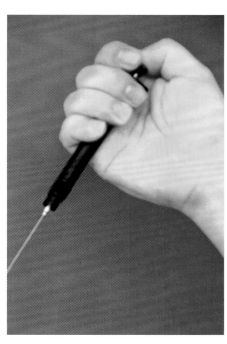

图 7–12　Misko 推进器　　　　图 7–13　按动手柄可见内置的顶针探出

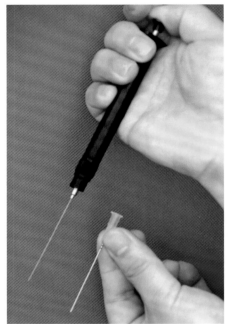
图 7-14　顶针长度略小于针长

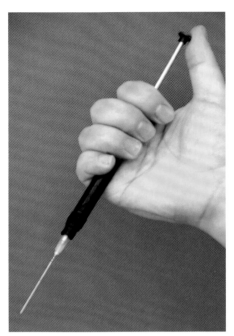
图 7-15　安装好后的 Misko 装置（此为用过后的空针示范，实际使用时要严格无菌操作）

■ 术前设计

进针点设计

进针点设计极其灵活，可根据患者的不同情况，选择 1 ~ 3 个进针点进行操作。

一点法（图 7-16）

最简单的进针法，在鼻尖表现点进针，垂直进针再配合略带斜角的进针手法，基本可适用于各种情况的患者。

优点：定位简单，操作便利，仅有 1 个进针孔，术后痕迹最隐蔽。

缺点：

● 在鼻尖圆钝，表现点不明显的患者，可出现一点明显凸起样外观，形态不自然；

● 单点支撑承受全部张力，易出现鼻尖过顶现象，线头容易冒出；

● 无法使用交叉埋线的方法，稳定性稍差，张力过高时鼻尖容易歪斜。

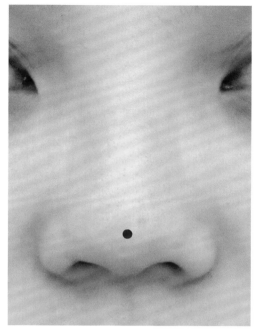

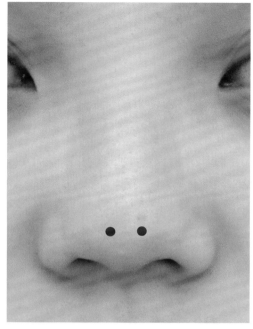

图 7-16　一点法　　　　　　　　　　图 7-17　二点法

二点法（图 7-17）

在鼻尖表现点的两侧进针，两点间隔约 5mm。

优点：可使用交叉埋线的方法，稳定性较强，也可用于鼻头歪斜的矫正。

缺点：折中的方法，无明显缺点，操作较一点法稍复杂。

三点法（图 7-18、图 7-19）

根据患者的不同条件与要求，在鼻尖表现点上进 1 针，再在其上方或下方设两个进针点，呈数学符号 ∵ 或 ∴ 形，也可三点环绕鼻尖表现点进针。

优点：

● 可调控性强，根据 3 个点位的不同操作，可对鼻尖形态及表现点做出细微的调整；

● 可结合使用垂直与交叉两种埋线法，稳定性更强；

● 单点张力小，线头不易穿出。

缺点：

● 有 3 个针孔，创伤相对要大些，术后恢复相对较慢，术后早期进针点痕迹较为明显；

● 操作定位较复杂，不建议初学者使用。

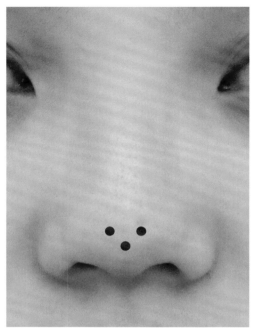

图 7-18　三点法 a，∵形　　　　　　　　图 7-19　三点法 b，∴形

鼻小柱埋线分布设计

　　线形的分布其实只有垂直与交叉两种，因与不同的进针孔设计相结合以及埋线数量的不同，可排列组合出多种方式（图 7-20 ~ 图 7-29）。

一点法

　　通过 1 个进针点，植入 2 ~ 4 根线，或垂直或交叉，大致可有如下 5 种变化（图 7-20 ~ 图 7-24）。

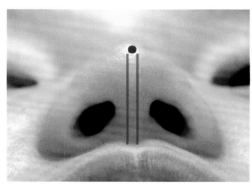

图 7-20　双线垂直

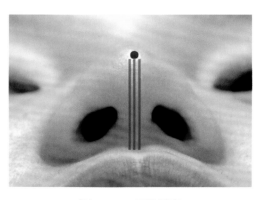

图 7-21　三线垂直

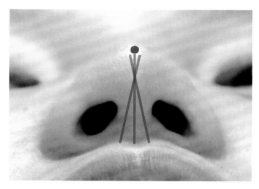

图 7-22　一线垂直 + 双线交叉

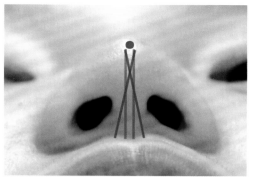

图 7-23　双线垂直 + 双线交叉

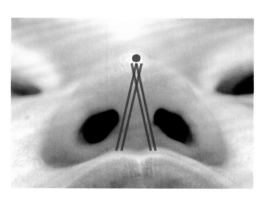

图 7-24　两组双线交叉

　　垂直的线支撑力强，交叉的线稳定性强，无绝对好坏与绝对标准，根据患者的基础条件和手术者的操作习惯来选择不同的方式。

　　一点埋线法不建议使用 4 根以上的线，否则进针点张力过大，易有线头穿出。

二点法

　　通过 2 个进针点，植入 4 根线，或垂直或交叉，常用的有两种变化（图 7-25、图 7-26）。

双线交叉埋线法（图7-25）可得到很强的稳定性，用于鼻头歪斜的矫正时，还可在所需支撑的方向增加（或在对侧减少）1根线，以此调节力度，矫正歪斜。

双线垂直 + 双线交叉法（图7-26），支撑力与稳定性兼顾。

每个人的鼻头高度都有小区别，而常用的线的规格只有26mm、28mm、32mm 3个型号，合理利用交叉与垂直，就可得到更多的中间长度。例如，原长28mm线，若垂直植入，为28mm的支撑高度，若交叉植入，获得的高度则接近26mm。

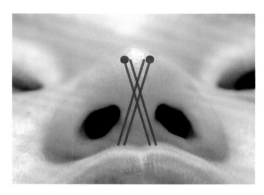

图 7-25　两组双线交叉

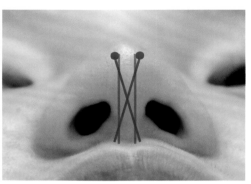

图 7-26　双线垂直 + 双线交叉

三点法

通过3个进针点，植入4 ~ 6根线，或垂直或交叉，常用的有3种变化（图7-27 ~ 图7-29）。

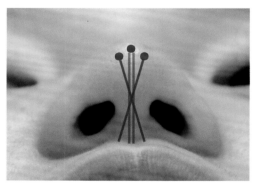

图 7-27　双线垂直 + 双线交叉

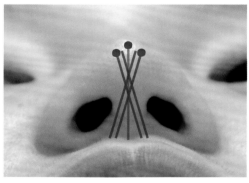

图 7-28　单线垂直 + 两组双线交叉

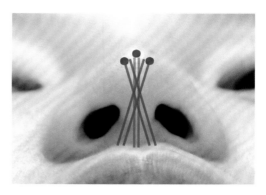

图 7-29　双线垂直 + 两组双线交叉

　　从力学角度来讲，通过 3 个点进入更多的线可得到最稳定的效果和最细微的调整，当然，有一利必有一弊，部分患者不易接受鼻尖早期 3 个明显的针眼。本着更小的创伤，达到更大的效果的原则，三点法埋线在临床实践中的使用还是较局限的。

鼻背的埋线分布设计

　　鼻背埋线的目的，一是为了得到鼻尖点前移的效果，二是为了使鼻背线条更显立体感。但鼻背不似鼻小柱，有上颌骨作为支撑点，因此无处借力，仅凭锯齿的效果对组织进行钩挂定型，因此效果较鼻小柱的支撑塑形要弱得多。

一点法

　　通过 1 个进针点，植入 2 ~ 4 根线，或平行或交叉，可有如下 3 种变化（图 7-30 ~ 图 7-32）。

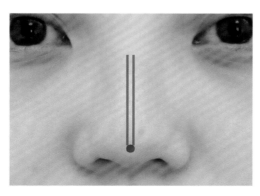

图 7-30　双线平行

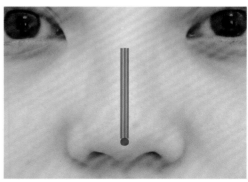

图 7-31　三线平行

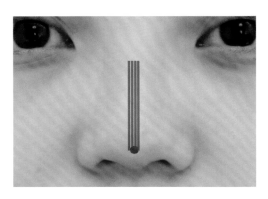

图 7-32　四线平行

二点法

通过 2 个进针点，植入 4 根线，两组平行，稍向内聚（图 7-33）。

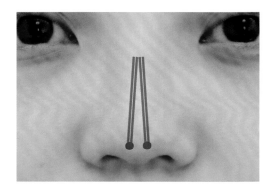

图 7-33　两组平行稍向内聚

三点法

通过 3 个进针点，植入 4 ~ 5 根线，两组平行，稍向内侧汇聚（图 7-34、图 7-35）。

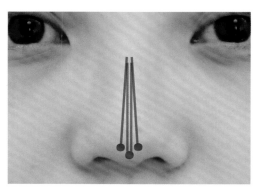

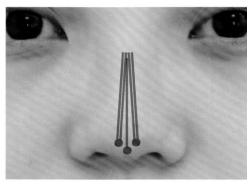

图 7-34　双线平行，两侧各单线内聚　　　图 7-35　单线平行，两侧各双线平行内聚

二点法与三点法均是在鼻小柱埋线后，利用原针孔进行操作，毕竟鼻前移的效果较为有限，不必为此刻意增加新的进针孔。

鼻翼其他部位的埋线分布设计

理论上讲，Misko 线也可用于鼻翼的塑形以及对鼻形态进行综合调整，厂商提供了官方的示意图（图 7-36 ~ 图 7-38）。

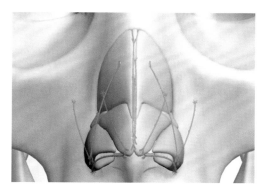

图 7-36　鼻翼及其他部位的埋线（正视图）

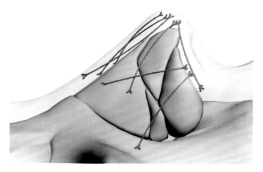

图 7-37　鼻翼及其他部位的埋线（侧视图）

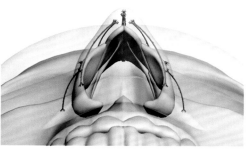

图 7-38　鼻翼及其他部位的埋线（仰视图）

但是，这些方法在临床上的实际应用却是不多。毕竟线对人体是异物，过多的线未必是好事，此外，鼻翼等部位所用的线较鼻小柱所用的线更为纤细，中国大陆不易见到。

鼻翼等部位的 Misko 埋线后效果未必经得起临床实践的考验，因此使用者较少。非特殊情况下作者亦不推荐使用。

玻尿酸填充的设计

对埋线进针点以及埋线方向进行初步规划后，按传统的玻尿酸注射隆鼻的设计定位法，进行艺术设计与画线（图 7-39）。

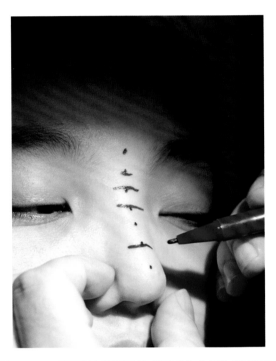

图 7-39　玻尿酸注射隆鼻的"贝塞尔曲线"艺术设计

■ 操作方法

消毒

Misko 埋线隆鼻技术较一般的玻尿酸注射隆鼻技术创伤要大，故对消毒的要求更为严格，应全面部消毒，而非仅局部消毒注射区域。

术前麻醉

由于 Misko 线的针头远较一般的玻尿酸注射针头粗，因此在注射前需对注射区域进行局部浸润麻醉，局麻药软膏的镇痛效果欠佳。

可使用 1% 的利多卡因注射液（市售的 2% 利多卡因注射液稀释 1

倍）5mL,滴入去甲肾上腺素 3 ~ 5 滴，于鼻尖点进针，贴软骨膜注射，可向上注射至侧鼻软骨上方，向下则可注射至鼻小柱根部，注射总量为 0.3 ~ 0.5mL，也可在鼻小柱与上唇连线点处垂直进针至牙龈上方，额外加强注射约 0.2mL（图 7-40、图 7-41）。

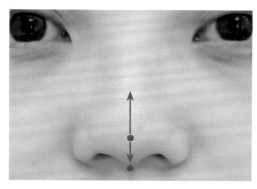

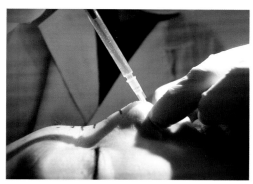

图 7-40　麻醉点位及注射方向　　　　图 7-41　局麻药的注射操作

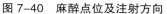

局麻药注射完后，可等待 15min 再进行埋线操作，以待麻药发挥作用，减轻疼痛，同时去甲肾上腺素可发挥收缩血管的作用，使操作中出血更少，此时的鼻背常可看到片状的白色缺血区域，此为正常现象。

埋线操作

1. 刺孔

用 10mL 注射器原配的锐针头刺破皮肤全层，形成 1 个注射针孔，操作时可捏紧鼻小柱并向上提拉，以方便进针（图 7-42）。

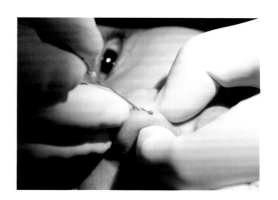

图 7-42　刺孔

2. 进针

将连接好推进器的 Misko 线针头从注射针孔处进针（图 7-43），直至牙龈上方，顶住上颌骨骨膜，要注意刻度线的位置，一定要全部进入，并再稍深入 2 ~ 3mm。

操作时务必要捏紧鼻小柱并向上提拉，以方便进针，也更方便没入刻度线（图 7-44），若刻度线露于皮肤外，则线头必露于皮肤外，埋线操作即为失败。

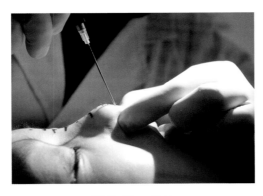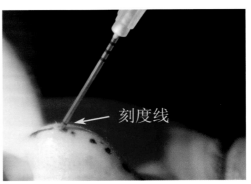

图 7-43　进针　　　　　　　　　图 7-44　刻度线应没于皮下 2 ~ 3mm 处

3. 埋线

（1）先要检查有无刺穿牙龈或鼻黏膜，再进行推针操作（图 7-45）。

（2）表面上看是用右手拇指按压手柄将线推出，实际操作是将拇指轻轻按压，感觉顶住线时即停止用力，顶住手柄，然后另 4 指卡住推进器，随手腕轻轻向上后退，缓慢移动，与拇指形成相对位移（图

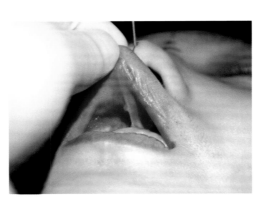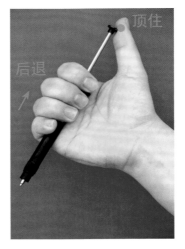

图 7-45　检查有无牙龈的穿破　　　图 7-46　看似按手柄，实际上是顶住手柄，后退推进器

7-46 ~图 7-48），将线顶出，操作时左手应捏住鼻小柱上拉，以使埋入的线不被鼻尖皮肤张力压弯，退针的同时要不时地用力按压，使鼻小柱皮下组织与 Misko 线的倒钩紧密相连，以获得更强的支撑力。

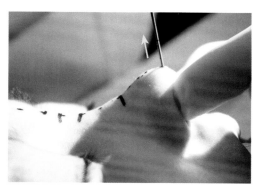

图 7-47　右手缓慢退针，左手提起鼻小柱，边退针边用力按压

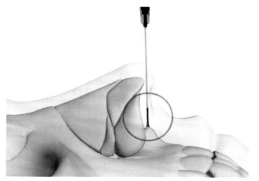

图 7-48　线头处伞状支撑顶住上颌骨

（3）埋完每一根线后都应对外形进行检查，观察即刻支撑效果，检查有无歪斜（图 7-49），若出现歪斜，可对鼻小柱进行提捏、按压、塑形或通过改变下一根线的位置、方向来调整。

（4）再进行其余几根线的植入，仅方向不同而已（图 7-50）。

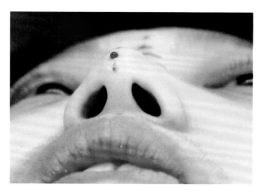

图 7-49　观察即刻效果

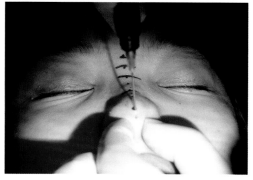

图 7-50　其他线同法操作，仅方向不同

（5）其他部位（主要是鼻背）的埋线大同小异，关键点同样是左手的提捏拉升、刻度线的没入、缓慢退针、边退边捏等（图 7-51）。

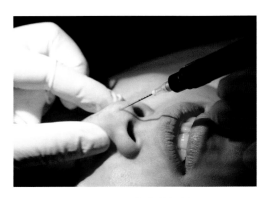

图 7-51 鼻背的埋线

玻尿酸的注射

钢筋架完，随后便是水泥的灌注。同样的，Misko 线植入完毕后，下一步便是玻尿酸的注射，注射方法与普通的玻尿酸注射无异，作者习惯使用"重剑手法"从鼻根向前推进（图 7-52），也有一些医生习惯利用 Misko 埋线的针孔，使用钝针从鼻尖注入。在安全第一的原则下，各种方法均可使用，无须拘泥，最后效果满意即可。

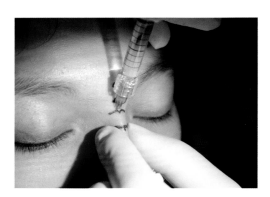

图 7-52 "重剑手法"注射玻尿酸（针尖已弯折，贴骨膜上注射）

■ 典型案例

案例 1

Misko 线 4 根 + 润百颜大分子玻尿酸 1mL，注射前与注射后即刻效果对比（图 7-53 ～图 7-55）。

（模特：润百颜某区域销售经理；操作者：曹思佳）

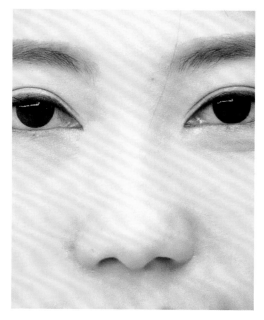 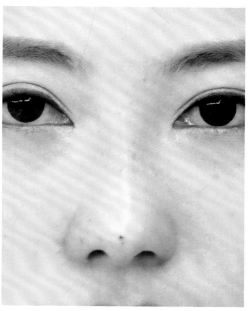

图 7-53A　术前（正面）　　　　　　　图 7-53B　术后即刻（正面）

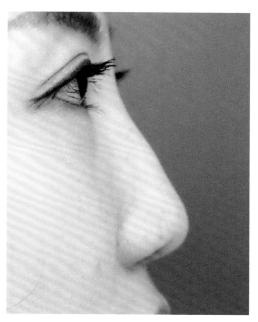 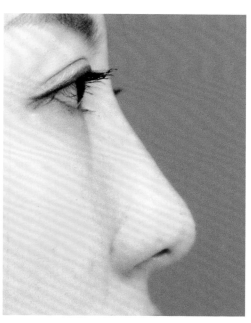

图 7-54A　术前（侧面）　　　　　　　图 7-54B　术后即刻（侧面）

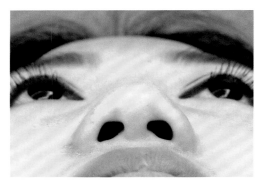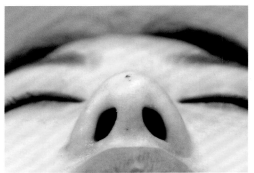

图 7-55A　术前（仰面）　　　　　图 7-55B　术后即刻（仰面）

案例 2

　　Misko 线 4 根 +Perlane 0.8mL 的治疗前后对比效果，该患者半年前曾接受过玻尿酸注射治疗，因此观察到了单纯的玻尿酸注射和 Misko 隆鼻技术的不同效果对比（图 7-56 ～ 图 7-59）。

　　（模特：深圳贝漾医疗美容医院护士，操作者：曹思佳）

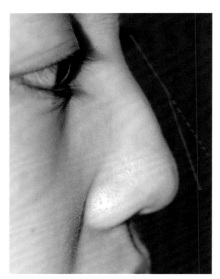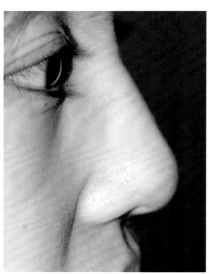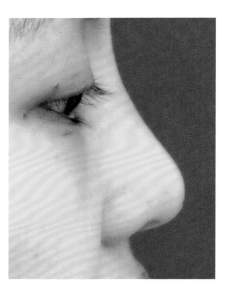

图 7-56A　术前（侧面）　　　　图 7-56B　玻尿酸注射术后即刻（侧面），可见鼻尖稍抬起，驼峰基本被矫正　　　　图 7-56C 玻尿酸注射后约半年，补充玻尿酸时同时行 Misko 埋线隆鼻，术后即刻（侧面），可见鼻尖微上翘，驼峰被完全矫正，鼻形更加流畅

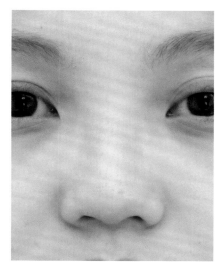
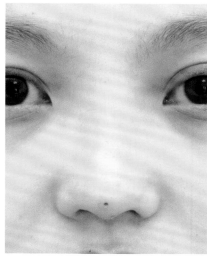
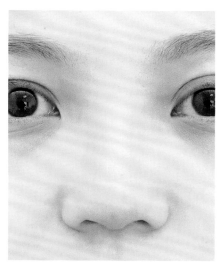

图 7-57A　术前（正面）　　　　图 7-57B　术后即刻（正面）　　　　图 7-57C　术后 1 个月（正面）

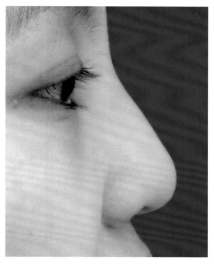
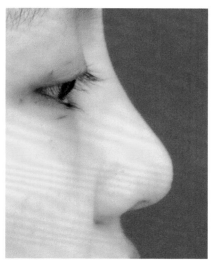
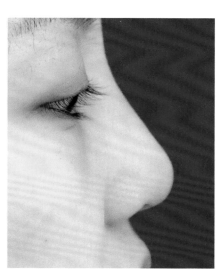

图 7-58A　术前（侧面）　　　　图 7-58B　术后即刻（侧面）　　　　图 7-58C　术后 1 个月（侧面）

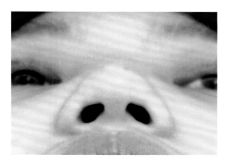
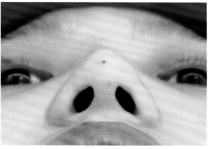
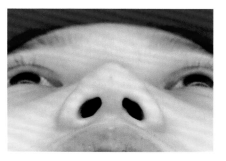

图 7-59A　术前（仰面）　　　　图 7-59B　术后即刻（仰面）　　　　图 7-59C　术后 1 个月（仰面）

■ 术后注意事项

因个体差异以及术者操作手法的不同，患者在术后会有不同程度的肿胀感，部分患者有线的拉扯感或牙龈处有酸胀感，还有少数患者会有瘀青的表现，这均为正常现象，2～4周逐渐消肿后可自行痊愈，遵循医嘱、合理护理即可。

（1）无须拆线及住院，术后第1日最好能回访复诊；

（2）术后1周内，为防止鼻子变形，患者应小心避免任意碰撞、重压鼻部，并要注意鼻头进针孔的清洁；

（3）术后48h内可适当冰敷，可有效减轻肿胀，48h后可温敷或热敷，以加速消肿；

（4）术后1周内，睡觉时可将枕头垫高，利于减轻肿胀；

（5）术后2周内，避免挤鼻头粉刺或挖鼻孔及擤鼻涕，并避免带眼镜、大力撞击、趴睡等；

（6）术后2周内，请避免吸烟、喝酒、进食辛辣刺激性的食物等；

（7）若有异常出血与血肿或出现异常疼痛时，立即咨询或回诊；

（8）面部或全身有感染（如有疖肿或毛囊炎）、鼻部皮脂腺丰富或有酒糟鼻、正值怀孕及哺乳期间、未成年骨骼尚未发育完善者不适合此项治疗。

■ 常见的并发症及处理

注：以下并发症内容均摘自《微整形注射并发症》的原始手稿，该书将于2015年10月出版发行，本章版权归曹思佳医师所有。

国内有不少专家对Misko埋线隆鼻技术给予否定态度，实际上，他们所接触到的不良案例大多是出自江湖游医之手，操作者技术不过关所带来的问题远比这项技术本身的缺陷更为关键。

线头顶出

线头顶出是最常见的术后不良反应，可分为牙龈顶出与鼻尖顶出两种，后者更为多见，这一并发症出现的概率较多，经验丰富的操作者也时有发生，而在操作不规范的情况下，出现概率则更高，是 Misko 埋线隆鼻技术最受专家们诟病的原因。

但只要及时处理，这并不是什么太大的问题。

牙龈顶出

牙龈顶出常是由于推针时拇指的力量过大，过度前推，使线偏离垂直位置，顺上颌骨滑动所致，大多在操作过程中即可发现，上文已经提及了，推线并非拇指用力前推，而是手腕的整体后退，若操作规范，养成在术中即刻检查的习惯（图 7-45），大多可当场发现并处理（图 7-60）。

处理方法非常简单，只要拿针尖挑破线头顶出点，线头探出后拿摄子或血管钳夹出即可，由于是顺着埋线的方向，夹取较为容易，若有倒钩牵挂，勿强行用力，以免刮伤组织，可边旋转边取线（图 7-61～图 7-63）。

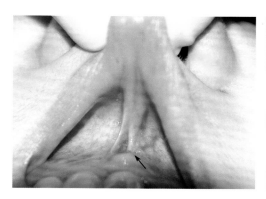

图 7-60　术中发现有线头顶住牙龈上方

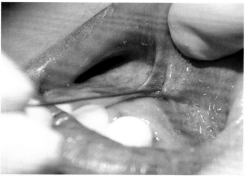

图 7-61　扎孔

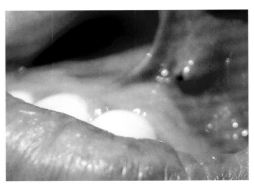
图 7-62　线头冒出

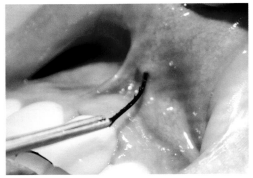
图 7-63　夹出线头

　　另一种情况是因为线的下端未与上颌骨垂直压紧所致，随着患者的动作表情，线逐渐出现下移的状态，这种情况多出现于术后数日，患者常会感觉牙龈疼痛，用舌可舔及异物，翻开唇常可见到有蓝色线头顶出，处理方法与上一种情况相同。

鼻尖顶出

　　鼻尖顶出主要是因为线受到的压力过大引起，毕竟线的长度规格有限，不可能满足所有人的需求，若线偏短，可能效果不理想；若线偏长则过度矫正了，线头从鼻尖顶出的概率就会大大增高。

　　第一代线由于没有伞状支撑结构，更易出现线头顶出的现象，第二代线虽然有伞状支撑结构，若压力过高，也一样会顶出（图 7-64），只是概率较第一代线大大减小，偶尔也会出现伞状结构的某一分支顶出的现象。

　　交叉埋线比垂直埋线的线头受到的力量稍弱，顶出的概率可大大减少。

　　处理方法并不困难，只要拿针尖挑破线头顶出点（图 7-65），线头探出后拿摄子或血管钳夹住上提（图 7-66），用剪刀轻压皮肤使线头露出更多，再剪去多余的线头即可（图 7-61 ~ 图 7-63，图 7-67、图 7-68）。

　　由于是逆着埋线的方向，倒钩牵挂较为紧密，因此切勿强行用力以求将线全部取出，通常也无须如此，除非埋线部位已有明显的深层感染。

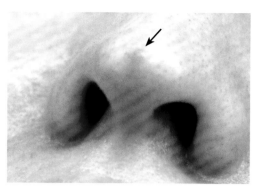

图 7-64　术后约半个月，有线头顶住鼻尖，
出现小凸起

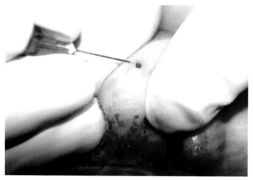

图 7-65　扎孔

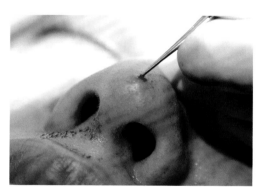

图 7-66　夹住线头

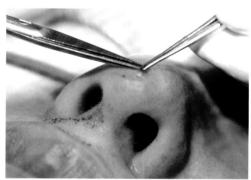

图 7-67　剪去线头

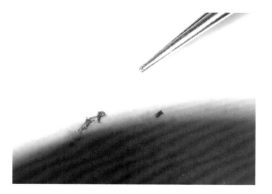

图 7-68　剪掉的线头（放大）

局部感染

　　鼻尖线头顶出若不及时处理，则有可能因局部受压过大，导致皮肤
破溃、线头穿出，若再不及时处理，则病原微生物有可能顺鼻尖开口进入，
形成深部感染，单纯使用抗生素效果不佳，造成脓肿反复（图 7-69、图
7-70），应尽快将整根线取出，创口即可自愈（图 7-71 ~ 图 7-79）。

案例 3

作者远程接诊的救助案例，见图 7-69、图 7-70。

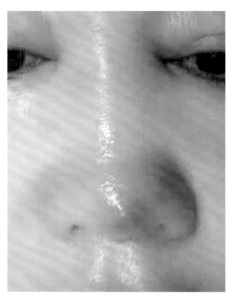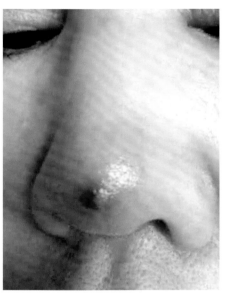

图 7-69 Misko 埋线隆鼻术后 20 日出现线头顶出现象，并伴皮下波动感

图 7-70 剪去线头，用庆大霉素冲洗数遍（限于操作者技术，未能将线全部取出），之后每日换药，静脉滴注头孢类广谱抗生素及替硝唑，治疗 1 周，脓肿反复，鼻尖皮损难以愈合，挤压可见有脓液渗出，作者建议行侧鼻切口手术将线取出

案例 4

作者救助的案例，见图 7-71 ~ 图 7-79。

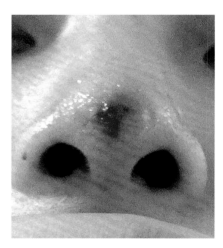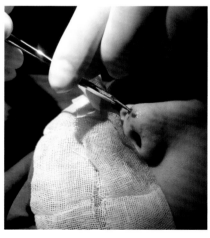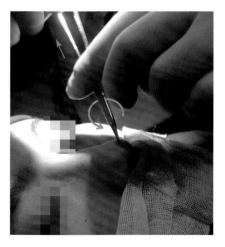

图 7-71 Misko 埋线隆鼻术后 12 日出现线头顶出现象，皮肤破溃，皮下有波动感，触之疼痛，挤压有脓液渗出

图 7-72 手术室内严格无菌操作，消毒后局部注射少量利多卡因，用粗针头穿刺破孔形成更大通道，用镊子探查确定线头位置，用精细血管钳伸入，夹住线头，因为此时组织格外脆弱，操作时要轻柔，避免创口进一步扩大

图 7-73 边旋转边拉线，切勿使用蛮力强行拉扯，避免线上倒钩对组织产生更大的损伤，由于组织与线连接紧密，开口小，精细血管钳夹持力较弱，这一步骤操作颇有难度

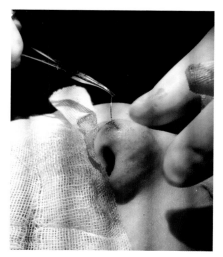

图 7-74　慢慢边旋转边将线取出

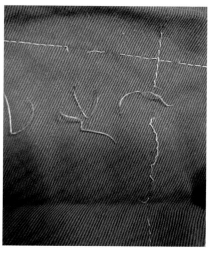

图 7-75　同法取尽其他的线，共计4 根

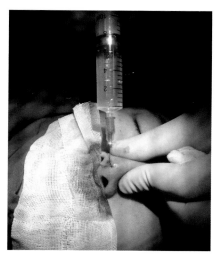

图 7-76　用含庆大霉素的生理盐水反复深入冲洗腔隙 3 ~ 5 次

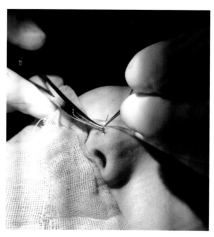

图 7-77　用线缝合创口，若创口边缘有明显坏死，应先稍做修剪再缝合，医嘱静脉滴注头孢类广谱抗生素 + 替硝唑 3 日

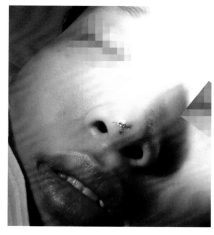

图 7-78　次日复查，创口缝合处无渗液，触摸患者微痛，无脓肿波动感

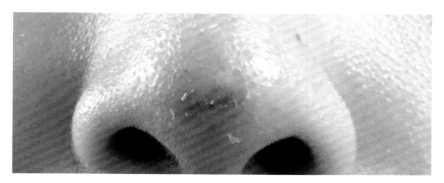

图 7-79　约 1 周，患者于睡眠中自行将线结抓挠脱落，微信发来此图咨询，作者告之已基本痊愈，之后患者失联

PRP 注射技术

■ 概述

PRP（Platelet Rich Plasma）注射又称为自体活细胞童颜术，是利用从自体血液中提取分离出血浆（Plasma），这种血浆里面含有丰富的浓缩血小板（Platelet），血小板内含大量生长因子，我们将其应用于受损的皮肤组织上，可促进胶原蛋白及弹力纤维的再生。

血小板的 α-颗粒（Granule）衍生出血小板生长因子（Plateletderived Growth Factor，PDGF），转化生成 β-生长因子（Transforming Growth Factor-β，TGF-β）及表皮生长因子（Epidermal Growth Factor，EGF）等生长因子。生长因子在正常的伤口愈合过程中担负着不同的职责，特别是可促进毛细血管及成纤维细胞的新生，这在治疗创伤及皮肤再生方面起着重要作用（图 8-1）。

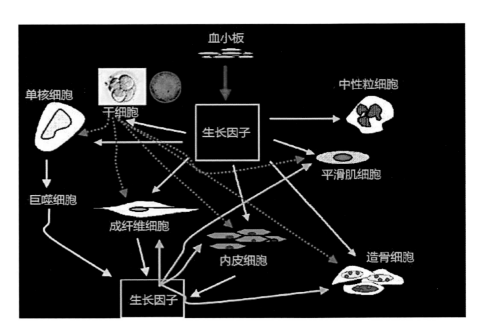

图 8-1　PRP 注射的作用原理

■ PRP 的作用原理

将自体血液用离心机分离后，采集分离出来的血浆下端富含血小板的部分 PRP 注射到皮肤真皮层。

活化的血小板被激活后分泌出生长因子，然后再刺激周围的成纤维细胞，生成骨胶原或弹力素等弹性纤维，在附近衍生出新的血管组织。

由于其可使皮肤再生，可获得祛除黑眼圈、皱纹、眼袋等全面的皮肤再生效果和促进伤口恢复、治疗脱发的作用。

PRP 除皱是利用 PRP 中所含有的大量生长因子注射到人体的真皮浅层组织中，从而刺激胶原蛋白的生长以及弹力纤维的生成，更加有效地达到提升面部肌肤和紧绷面部肌肉的效果。

PRP-SAF 技术就是利用自身血液提取富含各种细胞生长因子、基因生长因子的高浓度血清，来促进细胞的增殖、分化及新组织的形成，美容上用于面部、颈部、双手的除皱等，效果显著。

核心原理是制作高浓度的自体生长因子，注射到皮肤组织达到修复受损皮肤，延缓皮肤老化的目的。

■ PRP 的适应证

把 PRP 注入皮肤真皮层中，其活性的 PRP 内蕴藏着多种生长及修复因子，通过刺激大量胶原蛋白、弹性纤维等细胞组织的产生，可有效促进皮肤多个组织的生长及重新排列。在接受 PRP 激活细胞的疗程后，一般于数周至 1 个月内可见肌肤质地有多方面的改善，包括弹性、光泽度、紧致度和细腻等不同程度的改变，让肌肤焕发青春光彩。

海啸破坏了建筑之后需要重建，我们的皮肤损伤了之后也需要重建（图 8-2）。

PRP 在改善皮肤皱纹、皮肤松弛、毛孔粗大、肤色暗黄、创伤或痤疮等引起的凹陷性疤痕、色素沉着、色斑、黑眼圈、过敏性皮肤问题和抗皮肤老化效果显著。

血小板内大量存在的生长因子及成纤维细胞可以促进胶原蛋白和弹性纤维的生成，可以帮助加速伤口愈合（Wound Healing），在皮肤再生方面起到非常重要的作用（图 8-3）。

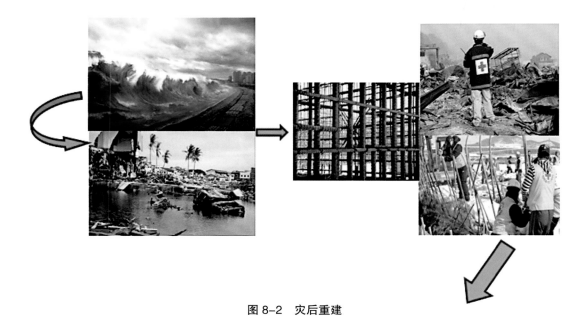

图 8-2　灾后重建

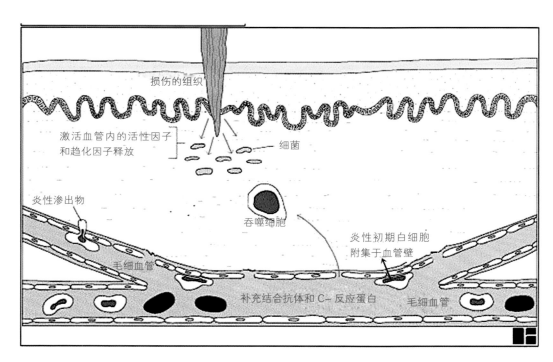

图 8-3　皮肤再生的原理

■ 血小板的生物学特性

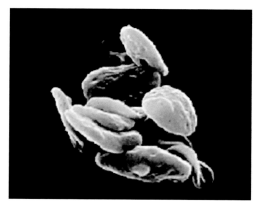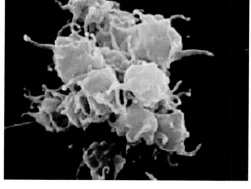

静止状态（Resting State）　　　　　　　　活性状态（Activated State）

图 8-4　血小板的生物学特性

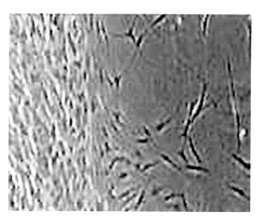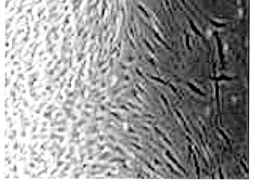

注入细胞前　　　　　　　　　　　　　　注入细胞 48h 后的活性状态

图 8-5　皮肤细胞激活过程

注入自体活细胞生长因子之后，可观察到皮肤细胞激活的过程（图8-4、图8-5）。若配合 PDO 线提升一起使用，可以得到皮肤再生及提升的协同加强效果。

基因美容治疗的优点：

（1）无排斥反应：基因美容治疗利用自身血液提炼富含高浓度生长因子的血清进行治疗，不会引起排异反应。

（2）治疗时间短：30min 至 1h 内即可完成自身血液的提炼过程。

（3）感染概率低：因高浓度生长因子的血浆中富含大量白细胞，极大程度地降低了感染概率。

（4）全面提升肌肤状态，延缓衰老：一次治疗就可对整个皮肤结构进行全面修复和重新组合，多次治疗效果更佳。

（5）多项组合：可与玻尿酸、PDO 线、自体脂肪混合注射。

（6）基因美容治疗在欧美及亚太地区得到了广泛的医学临床验证。

PRP 的操作器材

麦哲伦牌 Magellan® PRP 提取系统

便利性和实用性兼备的富血小板血浆（Platelet Rich Plasma, PRP）提取系统（图 8-6、图 8-7），具有操作简单、安全、易携带及实用等优点。

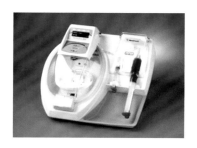

图 8-6　PRP 提取系统

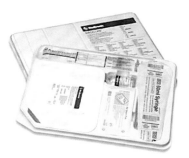

图 8-7　PRP 提取系统

应用领域

PRP 用于整形美容中的重睑形成术、乳房重建术、自体脂肪移植术、皮肤移植手术、烧伤及烫伤创面修复等治疗。

麦哲伦牌 Magellan® PRP 提取系统的特点：

麦哲伦牌 Magellan® PRP 提取系统的特点见表 8-1，包括图 8-8 中所示的共 9 样器械。

表 8-1　麦哲伦牌 Magellan® PRP 提取系统的特点

特征	优点
操作简便（不需要手术包）	节省时间和减少并发症
便携轻巧	可现场操作，节省时间和金钱
血液处理量小	不会影响患者的身体状况
只需按下按钮自动操作	提取的 PRP 质量一致 独立的包装提取自体血
所使用的是自体血	无牛凝血酶或胶原纤维蛋白

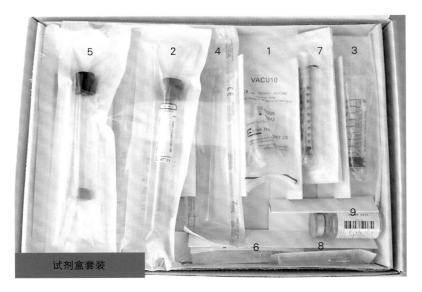

图 8-8　试剂盒套装

（1）1×Vacu10（附 Luer 适配器连接到 PSV 管）。

（2）2×PPT 制作的真空管（含血小板凝胶）–CE 1023。

（3）1×10mL 注射器。

（4）1×18G×100mm 钝针。

（5）2×PPT I/II（离心管）–CE 1023。

（6）2×皮下注射针头 30G。

（7）2×1mL 注射器转换器。

（8）1×皮下注射针头 21G。

（9）10% 注射用氯化钙溶液（可选）。

麦哲伦牌 Magellan® PRP 提取系统（图 8-9）的特征

（1）使用的是人体艺龙公司的输血用 ACD-A 抗凝固液。

（2）11~12mL 的 PPP 里面可分离出含有 7mL 的 PRP。

（3）经 CE 认证，ISO 13485 认证，GMP 认证，FDA 认证。

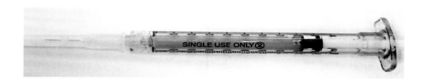

图 8-9　PRP 提取系统

MyCells® PRP 的使用说明

（1）加速伤口的愈合（体内 / 体外）。

（2）抑制黑色素细胞的生成 / 抗氧化的作用（图 8-10）。

（3）修复光损伤。

（4）收紧肌肤，减少皱纹。

（5）提高创面愈合速度。

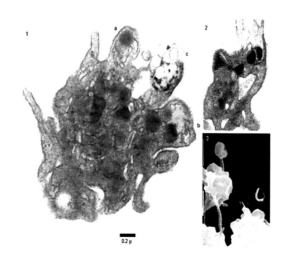

图 8-10　抑制黑色素细胞的生成

■ PRP 的提取方法

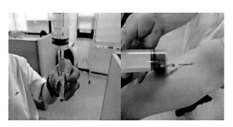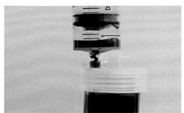

图 8-11　抽血分装到离心管中

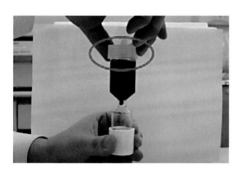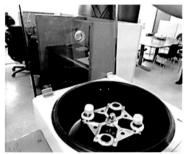

图 8-12　离心机

（1）抽取 20~30mL 静脉血快速分装到离心管里面（图 8-11）。

（2）使用兼容医用离心机（图 8-12）。

（3）离心管里面的枸橼酸钠要用 1 ∶ 9 的比例（图 8-13）。

（4）离心的时候要注意用 800rmp10min，就可以收集到富含 PRP 的血浆（图 8-14）。

（5）准备好分离的注射器，方便提取分离之后的血细胞及 PPP（图 8-15、图 8-16）。

（6）二次离心（800rmp10min）可提高 PRP 的浓缩度。

（7）离心之后肉眼清晰可见 PRP 层。

（8）离心之后可行血小板计数。

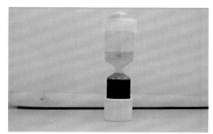 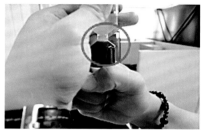

图 8-13　调配枸橼酸钠的比例

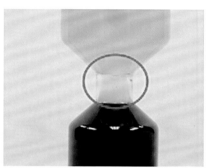 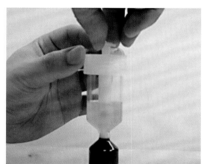

图 8-14　离心

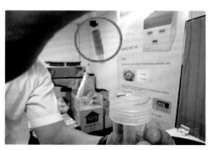 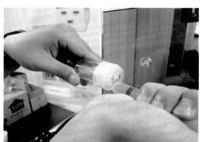

图 8-15　准备好注射器

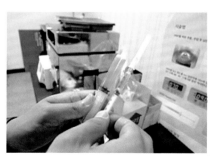 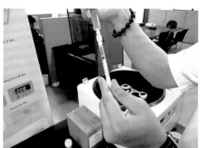

图 8-16　准备好注射器

PRP 的操作演示及使用方法

PRP 操作演示及使用方法见图 8-17~ 图 8-21。

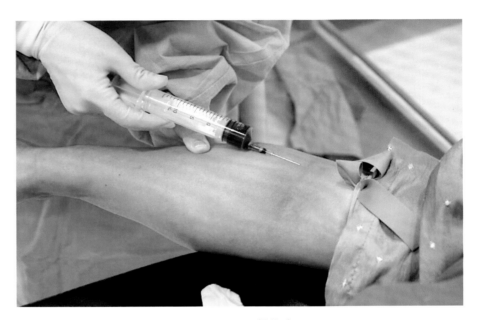

图 8-17　PRP 操作演示

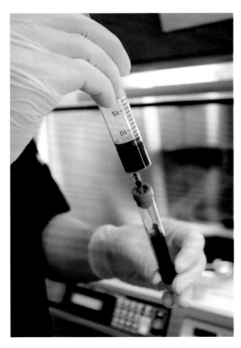

图 8-18　PRP 操作演示

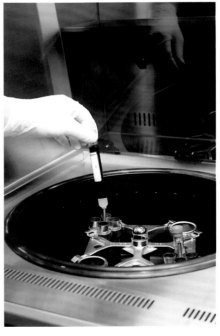

图 8-19　PRP 操作演示

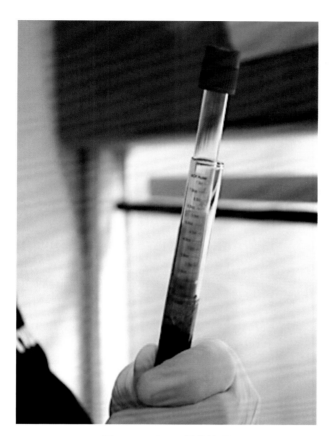

图 8-20　PRP 操作演示

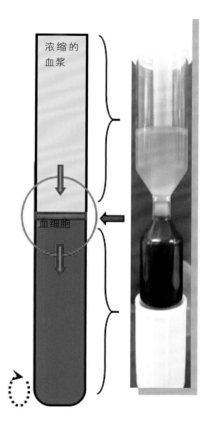

图 8-21　PRP 操作演示

　　如图 8-21 所示：

　　（1）最下面一层（45%）：红色的红细胞（Red Blood Cells）层。

　　（2）中间层（1%）：白细胞（White Cells）和血小板（Platelets）组成的 Buffy（这层为 PRP 制作最重要的血小板层）。

　　（3）最上层（55%）：血浆（Plasma）位于上层。经过两次离心后，为几乎不含血小板的血浆（PPP）。

PRP 的使用方法

　　PRP 应用于皮肤的方法有很多种。其中最普遍的方法为 MTS，即使用美塑枪（Mesogun）（图 8-22）通过微针（图 8-23）注射入皮肤的方法。其实笔者更倾向于直接注射（图 8-24），因为 PRP 可以有效注射到皮肤的真皮层，PRP 得到了高效的利用，效果更好。

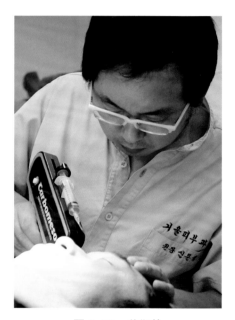

图 8-22　美塑枪

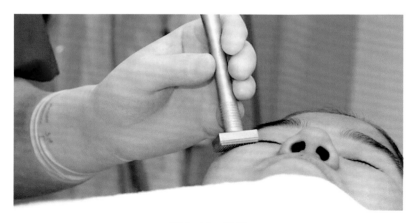

图 8-23　微针

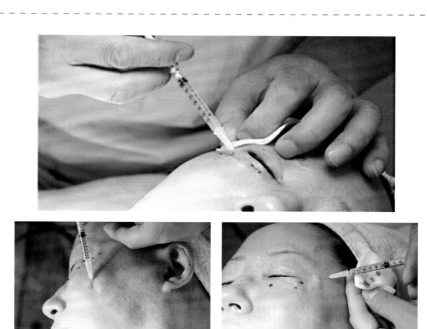

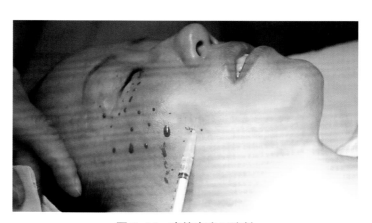

图 8-24　直接真皮层注射

　　注：以前的注射技术很容易导致出血、瘀青等现象。

　　现在的 PRP 注射技术，出血及瘀青的现象大幅度减少，并且疼痛度明显减轻 。

　　由于直接注射生长因子几乎不会损失 PRP 的量，因此可以使效果最大化；使用 30G 的针头注射可以有效减轻疼痛和出血，还可以避免因注射压力过大损伤活性血小板。

■ PDO 线提升术与 PRP 联合应用

我喜欢的新方法：Mega Channeling Technique（MCT）隧道注射技术（图 8-25、图 8-26）

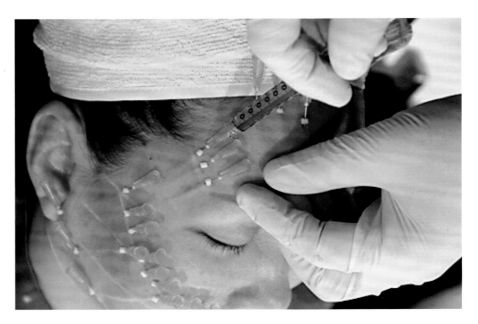

图 8-25　PDO 线与 PRP 联合应用

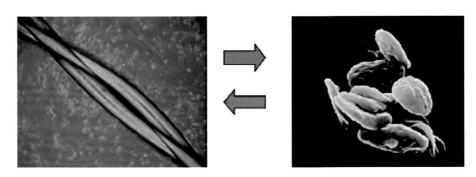

图 8-26　PDO 线与 PRP 联合应用

（1）该方法的进展：PDO 线、BD 注射器、30G 针头。

（2）该方法出血、疼痛和瘀青相对较少。

（3）PRP 几乎没有损失，即 100% 的注射利用率。

第 9 章

自体脂肪干细胞 注射技术

▓ 脂肪干细胞的特点

（1）自体干细胞容易与自身细胞结合。

（2）有助于网状成纤维细胞的增殖。

（3）可按要求诱导组织的生长及自体干细胞的迁移（图 9–1）。

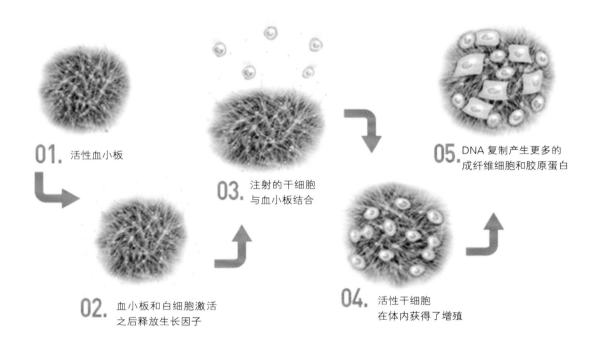

01. 活性血小板

02. 血小板和白细胞激活之后释放生长因子

03. 注射的干细胞与血小板结合

04. 活性干细胞在体内获得了增殖

05. DNA 复制产生更多的成纤维细胞和胶原蛋白

图 9–1　脂肪干细胞的特点

脂肪的提取与离心处理

脂肪的提取与离心处理见图 9-2、图 9-3。

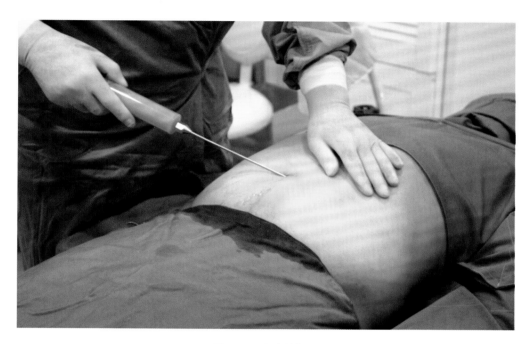

图 9-2 脂肪的提取

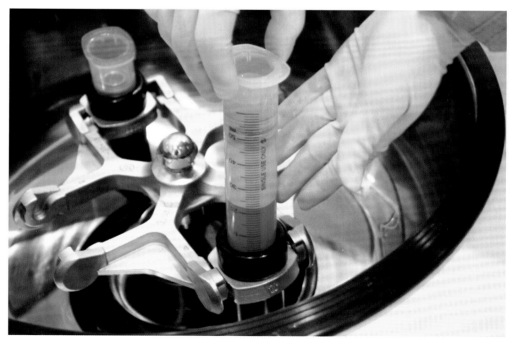

图 9-3 脂肪的离心

■ 脂肪干细胞的纯化提取过程

（1）酶处理后（图 9-4），放入脂肪纯化装置（图 9-5）。

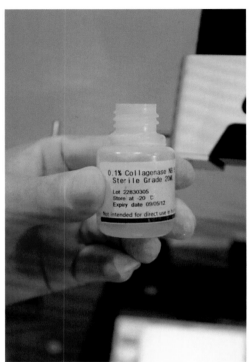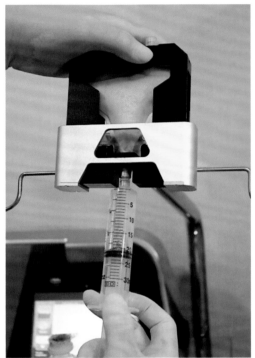

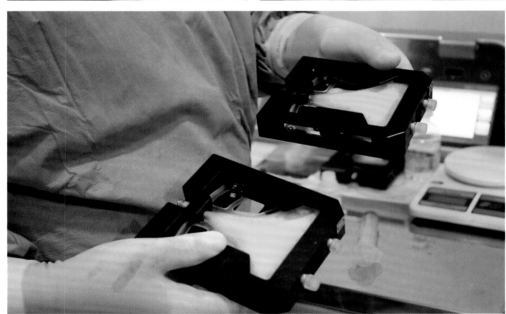

注：酶又称脂肪干细胞组织培养液，由韩国 CHA-Station™ 公司提供

图 9-5 酶处理后，纯化前的状态

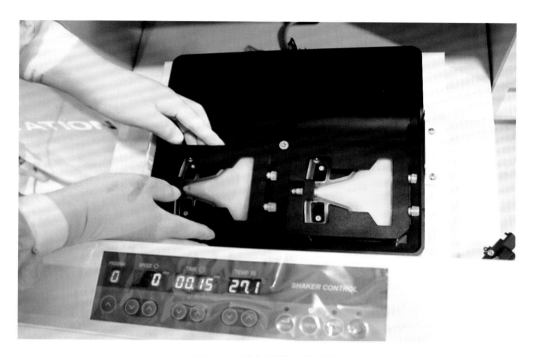

图 9-5　放入脂肪纯化装置

（2）使用脂肪纯化装置提取干细胞（图 9-6~ 图 9-9）。

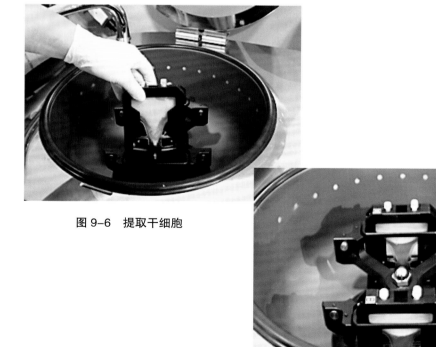

图 9-6　提取干细胞

图 9-7　提取干细胞

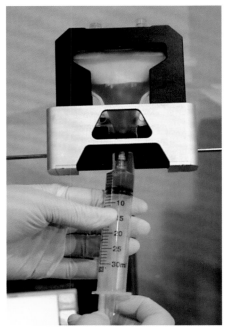

图 9-8　提取干细胞　　　　　　　　　图 9-9　提取干细胞

（3）抽取脂肪干细胞（图 9-10、图 9-11）。

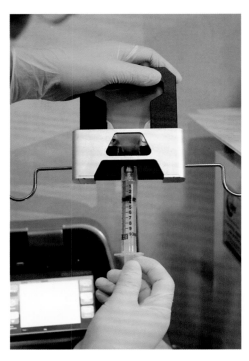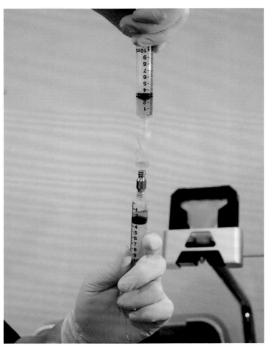

图 9-10　抽取脂肪干细胞　　　　　　　图 9-11　抽取脂肪干细胞

（4）脂肪干细胞计数（图 9-12~ 图 9-14）。

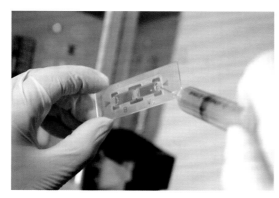

图 9-12　脂肪干细胞计数

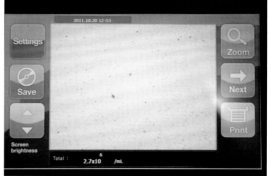

图 9-13　脂肪干细胞计数

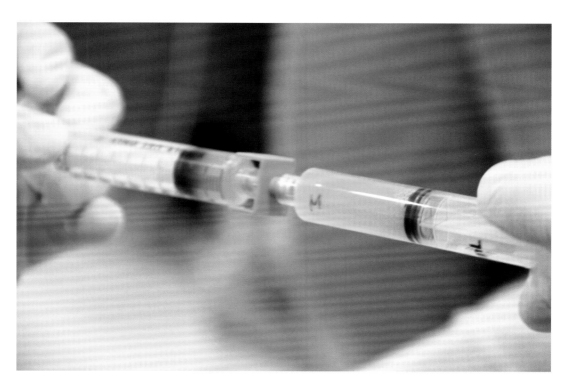

图 9-14　脂肪干细胞计数

■器材 CHA–Station™ 工作站

器材 CHA–Station™ 见图 9–15。

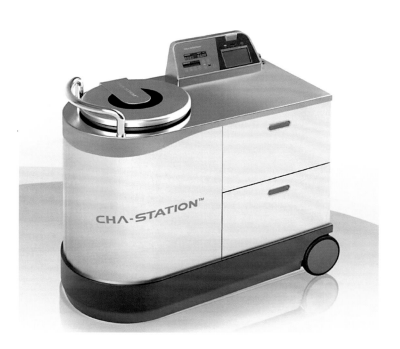

图 9–15　CHA–Station™ 工作站

（1）分化的干细胞是临床治疗应用发展的未来方向。

（2）因此，研发大量的健康干细胞用途需要更多的资金。

（3）脂肪细胞是继骨髓、外周血细胞之外，作用非常强大的细胞，它可以从供体部位的皮下脂肪获取，所以可以容易地大量提取。

■ 操作过程演示

（1）抽脂→将脂肪注入试管→离心→加入胶原蛋白酶→干细胞培养→干细胞与脂肪组织混合治疗（图 9-16）。

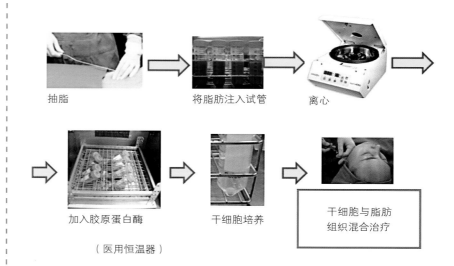

抽脂　　　　　　将脂肪注入试管　　　　　离心

加入胶原蛋白酶　　　干细胞培养　　　干细胞与脂肪组织混合治疗

（医用恒温器）

图 9-16　操作示意图

（2）抽脂→将脂肪注入分离器→加入胶原蛋白酶处理→离心分离→干细胞回收→干细胞与脂肪组织混合治疗（图 9-17）。

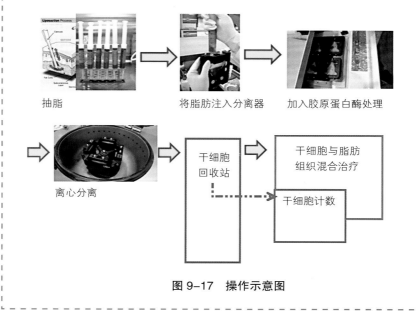

抽脂　　　　　　将脂肪注入分离器　　　加入胶原蛋白酶处理

离心分离　　　　干细胞回收站　　　干细胞与脂肪组织混合治疗　　干细胞计数

图 9-17　操作示意图

（3）器材准备（图9-18）。

（4）画线设计（图9-19）。

（5）局部麻醉（图9-20）。

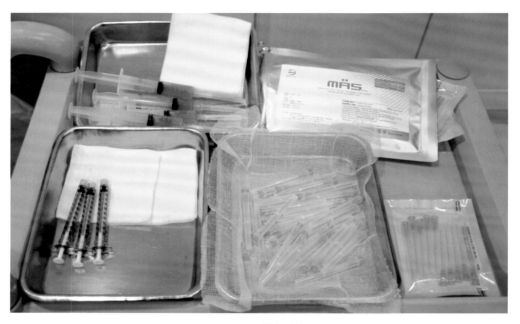

图9-18 器材准备

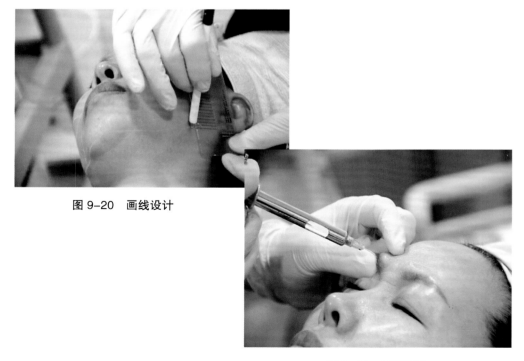

图9-20 画线设计

图9-21 局部麻醉

（6）注入自体脂肪干细胞（图 9-21、图 9-22）。

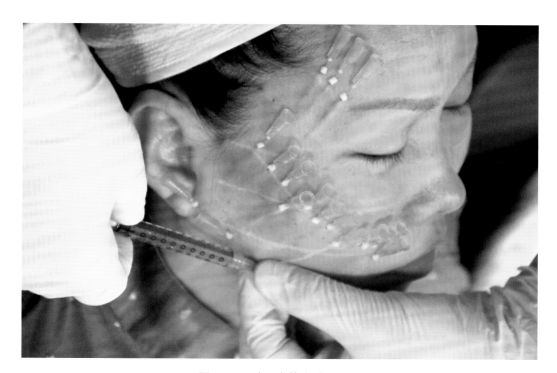

图 9-21　注入自体脂肪干细胞

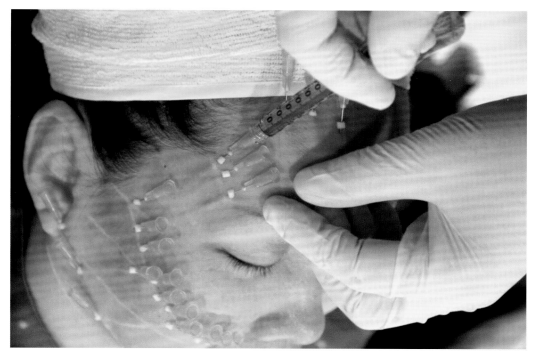

图 9-22　注入自体脂肪干细胞

■ 效果对比图

自体脂肪干细胞注射技术的效果对比图，见图 9-23~ 图 9-29。

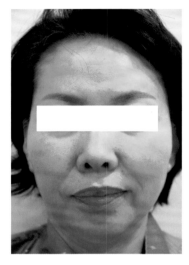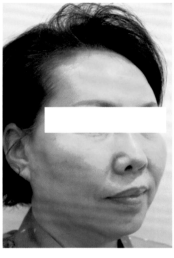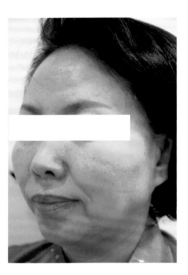

术前

图 9-23　自体脂肪干细胞注射前后对比

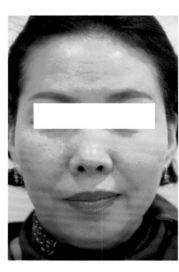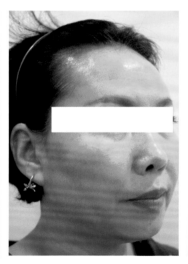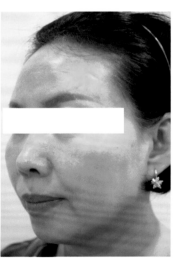

术后

图 9-24　自体脂肪干细胞注射前后对比

实行 PRP 及自体脂肪干细胞注射后，可观察到皮肤变得光滑细腻、肤色得到了改善、皮肤的弹性也提高了；再者，使用双股螺旋线会比单股螺旋线具有更好的提升效果！

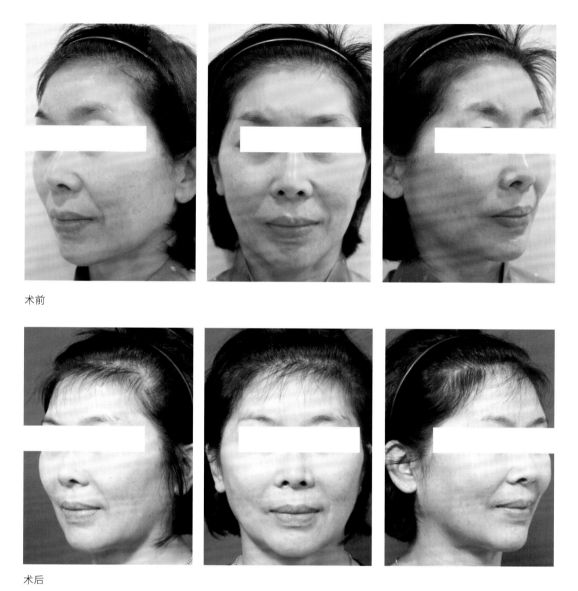

术前

术后

图 9-25　自体脂肪干细胞注射前后对比

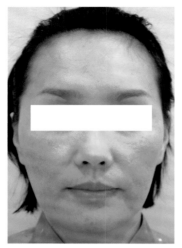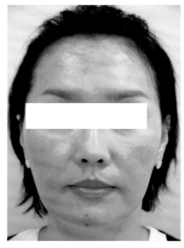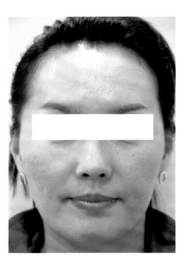

术前　　　　　　　　　　术后 10 日　　　　　　　　术后 1 个月

图 9-26　自体脂肪干细胞注射前后对比

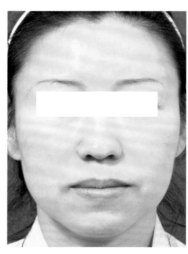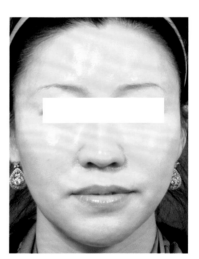

术前　　　　　　　　　　　　术后

图 9-27　自体脂肪干细胞注射前后对比

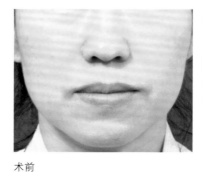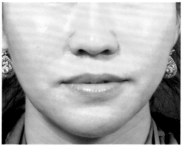

术前　　　　　　　　　　　　术后

图 9-28　自体脂肪干细胞注射前后对比

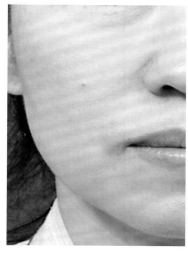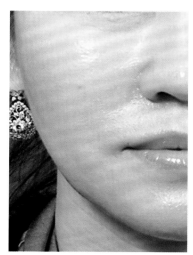

术前　　　　　　　　　　　　　　　　术后

图 9-29　自体脂肪干细胞注射前后对比

■ 术后护理及注意事项

为提高治疗效果，应进行术后指导。

（1）术后可冰敷 15~30min，睡觉时抬高床头，可减轻肿胀（图 9-30）。

（2）术后 1 周内应避免口服阿司匹林、维生素 E 及饮酒。若疼痛明显可服用芬必得或处方类麻醉药品（图 9-31）。

（3）若涉及唇周的治疗，则术后恢复期应进食柔软、易咀嚼的食品。若同时进行丰唇的治疗，则要避免用吸管做吸吮动作，也应避免食用过热的食物。

（4）为了减少肿胀、瘀血和水肿，推荐术后使用修复面膜。

（5）在说话、笑时，避免夸张的表情。

（6）若有明显的大量出血、疼痛、不规则肿胀、术区皮肤颜色出现血运改变或者其他的问题，请及时告知医生或来院。

（7）1 周内禁止游泳、汗蒸、桑拿。

（8）2 周内禁止进行面部经络按摩。

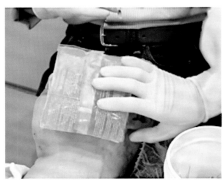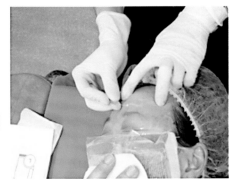

图 9-30 抬高床头、冰敷

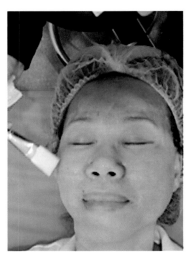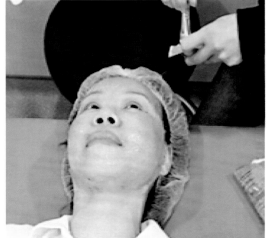

图 9-31 镇痛

好书推荐

面部分区解剖图谱：手术原理与整形实践

编 著：王海平
定 价：130 元

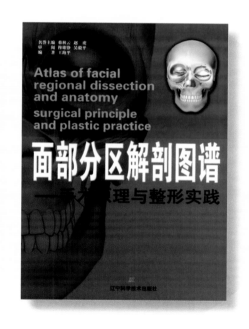

内容简介

本书基于整形医生的角度，按照手术入路和手术层次来解剖，对临床具有很大的参考价值，相信该书中详细的局部解剖以及和整形手术之间关系的描述对手术的顺利进行、减少并发症会起到非常重要的作用。

本书就有关整形美容手术的以下问题做了一些探索：如何实现安全的操作？在面部解剖过程中逐渐体会到：没有绝对安全的区域，只有相对安全的层次，正确的入路和层次是避免损伤重要结构的前提。如何达到预期的手术效果？对正常和异常解剖部位和解剖关系的认识是制定手术方式的基础。

本书特别适用于成长中的整形美容外科医生，对颌面外科、眼科、耳鼻喉科、神经外科医生也有参考价值。

新书推荐

微整形注射并发症

主编：曹思佳　张建文

定价：268 元

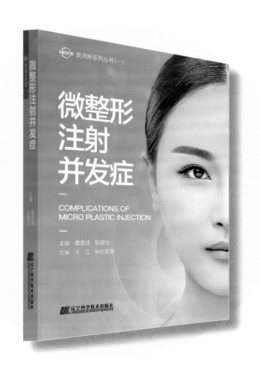

内容简介

　　由曹思佳、张建文老师主编的《整形注射并发症》一书 2015 年 12 月出版，这是一本全面系统地介绍微整形并发症的专业书，全书分为 10 章，包括微整形注射并发症的概述、肉毒素、玻尿酸、胶原蛋白、骨粉、生长因子、溶脂针、美白针、PRP 技术、PDO 线、水光枪等填充材料在注射时及注射后可能发生的并发症及处理方法。并重点介绍了栓塞、超敏反应的症状和预防、处理方法以及如何辨别假药等内容。

　　本书图文结合，集作者多年临床经验于一书，是整形医生提高工作技能不可缺少的一本参考书，学习了本书中介绍的经验，可以让您完善临床技能，避免医患纠纷，给求美者提供更完美的效果。